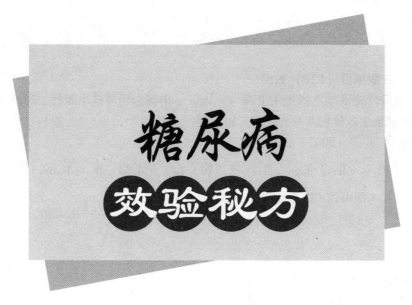

糖尿病效验秘方

主 编 张光荣

U0206976

中国医药科技出版社

内容提要

本书精选治疗糖尿病及其并发症的验方数百首，既有中药内服方，又有针灸、贴敷等中医外治方；既有古今中医名家经验方，又有民间效验方。每首验方适应证明确，针对性强，疗效确切，患者可对症找到适合自己的中医处方。全书内容丰富，通俗易懂，是家庭求医问药的必备工具书。

图书在版编目（CIP）数据

糖尿病效验秘方／张光荣主编. —北京：中国医药科技出版社，2017.1

（疑难杂症效验秘方系列. 第二辑）

ISBN 978 - 7 - 5067 - 8821 - 2

Ⅰ.①糖… Ⅱ.①张… Ⅲ.①糖尿病 - 验方 - 汇编 Ⅳ.①R289. 5

中国版本图书馆 CIP 数据核字（2016）第 308411 号

美术编辑 陈君杞
版式设计 张 璐

出版 中国医药科技出版社

地址 北京市海淀区文慧园北路甲 22 号

邮编 100082

电话 发行：010 - 62227427 邮购：010 - 62236938

网址 www. cmstp. com

规格 710×1020mm ¹⁄₁₆

印张 15¾

字数 221 千字

版次 2017 年 1 月第 1 版

印次 2019 年 11 月第 2 次印刷

印刷 三河市百盛印装有限公司

经销 全国各地新华书店

书号 ISBN 978 - 7 - 5067 - 8821 - 2

定价 36.00 元

编委会

总 主 编 吴少祯

副总主编 王应泉　许　军　刘建青

编　　委（按姓氏笔画排序）

王茂泓　石　强　刘中勇　杨淑荣

李禾薇　李宇恒　张光荣　张芳芳

范志霞　金芬芳　胡小荣　饶克瑯

贾清华　郭新宇　党志政　徐慧慧

葛来安　傅　缨

编委会

主　编　张光荣

编　委（按姓氏笔画排序）

王　萍　朱远远　刘春林

陈　豫　彭振亚

出版说明

昔贤谓"人之所病，病病多，医之所病，病方少"，即大众所痛苦的是病痛多，医者所痛苦的是药方少。然当今之人所病，病病更多；当今之医所病，不是病方少，而是病效方少。故有"千金易得，一效难求"之憾。

《内经》云："言病不可治者，未得其术也"。"有是病，必有是药（方）"，对一些疑难杂症，一旦选对了方、用对了药，往往峰回路转，出现奇迹。

本套《疑难杂症效验秘方系列》第一辑于 2014 年初出版后，受到广大读者的热烈欢迎，不到 3 个月就销售一空，屡次重印。为此，我们组织专家编写了《疑难杂症效验秘方系列》（第二辑），包括糖尿病、冠心病、胃肠疾病、性病、耳鼻喉疾病、儿科疾病、头痛眩晕、便秘泄泻、产前产后病等，共计 9 个分册。第二辑延续第一辑的编写体例，每分册精选古今文献中效方验方数百首，既有中药内服方，又有针灸、贴敷等外治方。每首验方适应证明确，针对性强，疗效确切，患者可对症找到适合自己的中医处方，是家庭求医问药的必备参考书。

需要说明的是，原方中有些药物，按现代药理学研究结果是有毒性和不良反应的，如川乌、草乌、天仙子、黄药子、雷公藤、青木香、马兜铃、生半夏、生南星、木通、商陆、牵牛子，等等，这些药物尤其是大剂量、长时间使用易发生中毒反应。故在选定某一验方之后，使用之前，请教一下专业人士是有必要的！

本套丛书参考引用了大量文献资料，在此对原作者表示衷心感谢！最后，愿本套丛书所集之方，能够解除患者的病痛，这将是我们最为欣慰的事。

中国医药科技出版社

2016 年 10 月

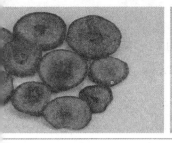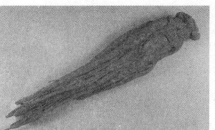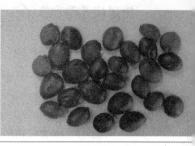

目录

上篇　糖尿病

下篇 糖尿病并发症

第一章 糖尿病肾病

第六章　糖尿病脑病

第七章　糖尿病心脏病

第八章　糖尿病高脂血症

第十二章 糖尿病下肢动脉硬化闭塞症

第十三章 糖尿病足

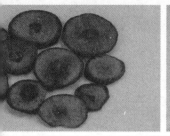
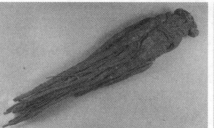
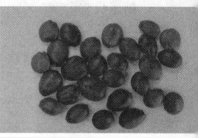

糖尿病

糖尿病是由遗传因素、免疫功能紊乱、微生物感染及其毒素、自由基毒素、精神因素等各种致病因子作用于机体导致胰岛功能减退、胰岛素抵抗等而引发的糖、蛋白质、脂肪、水和电解质等一系列代谢紊乱综合征。临床上以高血糖为主要特点，典型病例可出现多尿、多饮、多食、消瘦等表现，即"三多一少"症状。糖尿病（血糖）一旦控制不好会引发并发症，导致肾、眼、足等部位的病变，且很难治愈。

糖尿病分 1 型糖尿病、2 型糖尿病、妊娠糖尿病及其他特殊类型的糖尿病。在糖尿病患者中，2 型糖尿病所占的比例约为 95％。

糖尿病属于中医学"消渴病"范畴。基本病机为阴津亏耗，燥热偏盛，并且燥热为标，阴虚为本。消渴日久，病情失控，则阴损及阳，热灼津亏血瘀，而致气阴两伤，阴阳俱虚，络脉瘀阻，经脉失养，气血逆乱，脏腑器官受损而出现疖、痈、眩晕、胸痹、耳聋、目盲、肢体麻疼、下肢坏疽、肾衰水肿、中风昏迷等兼症。

西医学目前尚无根治糖尿病的方法，口服降糖药、注射胰岛素也只能在一定时间、一定程度上使血糖得到一定的控制，难以阻断病情的发展和并发症的出现。恰当选择配合中医药治疗，有望取得更好的疗效，甚至达到治愈。

❁ 凉膈救肺饮

生石膏30g 黄芩10g 地骨皮 生知母各15g 天门冬 麦门冬 天花粉 粳米各20g 生甘草8g

【用法】每日1剂，煎2次，取药汁300ml，分2次服。

【功效】清肃肺热，滋津止渴。

【适应证】**糖尿病（燥热伤肺证）**。症见：身热心烦，大渴不止，欲饮冷水，小便频数，气息促急，舌质鲜红，苔薄白，脉滑大而数。

【临证加减】若烦渴甚，饮不止渴者，倍生石膏、天花粉、天门冬、麦门冬之用量。

【来源】王术平. 马骥教授治疗糖尿病的经验. 陕西中医，1985，6（7）：310－312

❁ 益气生津饮

潞党参 北沙参各15g 生黄芪30g 麦门冬 天花粉 南葳蕤 生地黄各20g 五味子5g 炙甘草8g

【用法】每日1剂，煎2次，取药汁300ml，分2次服。

【功效】益气生津，滋燥润肺。

【适应证】**糖尿病（气津两伤证）**。症见：食少溺多，渴欲饮水，但不欲饮冷，气息短促，语音低微，身倦无力，五心烦热，舌红无苔，脉细滑数。

【临证加减】若干咳无痰或痰滞难出者，加川贝母、苦桔梗、炙枇杷叶各15g。

【来源】王术平. 马骥教授治疗糖尿病的经验. 陕西中医，1985，6（7）：310－312

❁ 清胃滋燥饮

山栀子 黑玄参各15g 酒制大黄 黄芩各10g 生石膏20g 天门冬 麦门冬 天花粉 粳米各20g 炙甘草5g

【用法】每日 1 剂，煎 2 次，取药汁 300ml，分 2 次服。

【功效】清泻胃热，滋津润燥。

【适应证】**糖尿病（中焦燥热证）**。症见：消谷善饥，心烦口渴，欲饮冷水，舌质鲜赤，苔黄燥裂，小便短赤，大便燥结，脉滑数有力。

【临证加减】若大便燥结甚者，则减炙甘草加净芒硝 15g（冲服）；若因中焦燥热过甚，血为热灼肌肤发痈者，可酌加金银花、青连翘、蒲公英、紫花地丁、败酱草、鸭跖草等。

【来源】王术平. 马骥教授治疗糖尿病的经验. 陕西中医，1985，6（7）：310－312

滋肾降糖汤

生地　茯苓各 15g　淮山药　天花粉各 30g　枸杞子 20g　玄参
丹皮　泽泻　知母　牛膝各 10g

【用法】每日 1 剂，煎 2 次，取药汁 300ml，分 2 次服。

【功效】滋补肾阴，生津止渴。

【适应证】**糖尿病（阴亏阳亢，津涸热淫证）**。

【临证加减】气虚加黄芪、太子参各 15g、白术 10g；苔腻挟湿者加苍术 15g；胃热肺燥加石膏 30g、麦冬 10g。

【疗效】20 例，治愈 6 例，好转 13 例，无效 1 例。

【来源】曹恩泽，杨素霞. 滋肾降糖汤治疗糖尿病例 20 临床报告. 安徽中医学院学报，1986，5（2）：31

白虎人参汤合黄连阿胶汤化裁

人参 5g（用党参倍量）　知母 10g　生石膏 30g　黄连 9g　阿胶
9g（烊）　白芍 15g　天花粉 9g　山药 15g　黄精 15g　蒸首乌 15g
麦门冬 9g　地骨皮 9g　鸡子黄 2 枚（冲）

【用法】每日 1 剂，煎 2 次，取药汁 300ml，分 2 次服。

【功效】滋补肝肾，养阴润燥，益气清热，生津止渴。

【适应证】**糖尿病（阴虚内热，精亏津耗证）**。

【临证加减】偏于上消，症见：口干咽燥，多饮，饮不解渴，全身乏力，脉弦数或细数，舌质红少苔或无苔，加百合 9g、乌梅 9g；偏于中消，症见多食易饥，乏力消瘦，脉虚大或弦数，舌质红，苔黄，重用生石膏至 50g、知母 15g；偏于下消，症见溲多，全身极度倦怠，腰膝酸软，皮肤干燥，脉细数，两尺无力，舌质嫩红或暗红，少苔或镜面舌，重用山药 30g、麦冬 25g、另加杞果 15g、山萸肉 9g、旱莲草 30g。

【疗效】治疗 50 例，显效 23 例，有效 21 例，无效 6 例。

【来源】乔保钧，乔振刚. 白虎人参汤合黄连阿胶汤化裁治疗糖尿病 50 例疗效观察. 河南中医，1987（5）：33－34

❁ 生脉散加减

　　黄芪 15g　党参 10g（或西洋参 5g，另炖 120 分钟）　　沙参 10g　麦冬 10g　五味子 9g　天花粉 10g　玉竹 15g　女贞子 10g　苦瓜干 15g

【用法】每日 1 剂，煎 2 次，取药汁 300ml，分 2 次服。

【功效】益气养阴生津。

【适应证】**糖尿病（气阴两伤证）**。症见：口渴引饮，头晕身倦，乏力懒言，尿多清长，善饥消谷，形体消瘦，舌红，苔少而干，脉细弱无力。

【疗效】治疗 24 例，显效 6 例，有效 17 例，无效 1 例。

【来源】陈国瑶，区显维. 辨证施治糖尿病 52 例报告. 广西中医药，1987，10（3）:1－3

❁ 增液白虎汤

　　生地　麦冬各 15g　天花粉　生石膏各 30g　葛根 20g　知母 12g　胡黄连　甘草各 6g

【用法】每日 1 剂，煎 2 次，取药汁 300ml，分 2 次服。直到血糖明显下降或正常，尿糖减少或消失，病情稳定后用间断服药方法，每月 10 剂左右以巩固疗效。

【功效】滋阴清热。

【适应证】**糖尿病（阴虚内热证）**。症见：咽干舌燥，多食善饥，饮多喜凉，面色潮红，心烦易怒，小便多，大便干，舌质红，舌苔黄，脉多弦数。

【临证加减】血瘀者加红花 6g、丹参 12g、泽兰 15g、合并肾脏疾病者加车前子、覆盆子、川续断 12g、桑寄生 15g；有感染者加蒲公英 20g、金银花 15g；对有尿酮体出现者加用车前草根 20g。

【疗效】治疗 75 例，痊愈 14 例，显效 18 例，有效 24 例，无效 19 例，总有效率 74.7%。

【来源】张建夫，阴建国. 辨证治疗糖尿病 75 例. 陕西中医，1987，8（6）：245–246

降糖益胰汤

炒苍术 20～40g　炒白术 15～30g　淮山药 30～50g　生黄芪 30～50g　生地黄 20～40g　熟地 15～30g　玄参 15～30g　北沙参 30～40g　玉竹 20～40g　五味子 15～25g　桑螵蛸 15～20g

【用法】每日 1 剂，煎 3 次代茶饮用。

【功效】健脾实胃，止渴抑饥，降糖益胰。

【适应证】**糖尿病（气阴不足兼脾胃虚弱证）**。

【临证加减】如渴重，重用沙参；如饥重，重用生地；如尿多，重用桑螵蛸；如尿糖高，重用五味子；如胃热化火生痈，略加连翘、野菊花；如脾阴不能滋肺而生肺痨，加鱼腥草、百部、白及；如脾虚不能化湿而聚湿水肿，方中略加云茯苓、党参、泽泻；脾虚肝旺，气滞血瘀而致肝肿大，方中略加桃仁、鳖甲、丹参；如脾虚血亏，血不养目，视力减退，方中加谷精草、夜明砂、枸杞子；如脾虚失摄，目出血方中可加女贞子、旱莲草、太子参；如

5

脾虚致泻，方中加黄连、薏苡仁；如脾虚生痰，血脂过高，方中加首乌、山楂；如脾虚心虚，心悸失眠，方中可加阿胶、酸枣仁。

【来源】张孟林. 从脾胃论治糖尿病. 中医药学报，1987，（3）：22－23

❀ 萝卜汁

红皮白肉萝卜

【用法】选红皮白肉萝卜，捣碎榨取汁100～150ml为一次量，早晚各服1次，7天为一疗程，可连续服用3～4个疗程。

【功效】健胃消食，止咳化痰，顺气解毒。

【适应证】轻、中型糖尿病（肺燥胃热证）。症见：消谷善饥，烦渴多饮，口干舌燥，大便燥结，小便频数，舌边尖红，苔薄或黄燥，脉滑数等，属上中消证，即西医学的轻中型糖尿病；如病久不愈，转为下消，症如：尿如膏脂，多食善饥，形体消瘦，腰膝酸软，头晕耳鸣，全身瘙痒，舌绛少苔，脉细数，即西医学的重型糖尿病，空腹血糖常在250mg%以上，易发生酮症酸中毒，血浆胰岛素水平明显低下。

【疗效】治疗23例，痊愈14例，好转6例，无效3例。

【来源】来春茂. 萝卜汁可治轻、中型糖尿病. 新中医，1987（8）：35

❀ 治消六味汤

人参6g　白茯苓15g　黄芪30g　淮山药45g　黄精　葛根各25g

【用法】每日1剂，煎2次，取药汁300ml，分2次服。

【功效】补气健脾。

【适应证】糖尿病（脾虚气弱证）。症见：口干喜饮，食欲欠佳，身倦乏力，形瘦神疲，尿频量多清长，大便溏，舌质淡胖，苔白，脉细。

【来源】蓝青强. 脾胃与糖尿病的关系. 陕西中医，1987，8（10）：454－455

桑梅七子饮方

桑叶 50g　乌梅 20g　菟丝子 20g　覆盆子 20g　枸杞子 15g　女贞子 15g　沙苑子 15g　五倍子 10g　五味子 10g

【用法】每日 1 剂，煎 2 次，取药汁 300ml，分 2 次服。

【功效】清肺益肾，敛精止渴。

【适应证】**糖尿病（肺热肾虚，精微下泄证）**症见：多饮、多食、多尿、消瘦、尿糖及血糖增高。

【临证加减】兼雀盲失明者加青葙子、谷精草、菊花、决明子以补肾泻肝；疮疡者加金银花、连翘以清热解毒；消谷善饥者加石膏、知母；全身瘙痒者加白蒺藜、地肤子；大便干者加火麻仁、郁李仁；心悸怔忡者加炒枣仁、柏子仁；对少数血糖不降者用黄芪、熟地黄。

【疗效】治疗 20 例，痊愈 9 例，显效 6 例，有效 4 例，无效 1 例。

【来源】张彦俊. 桑梅七子饮治疗糖尿病 20 例. 河北中医，1987，9（5）：37

消渴汤

淮山药 10 ~ 20g　熟地 12 ~ 24g　续断 9 ~ 12g　当归 6 ~ 12g　党参 9 ~ 15g　薏苡仁 9 ~ 24g　甘草 3 ~ 6g

【用法】每日 1 剂，煎 2 次，取药汁 300ml，分 2 次服。

【功效】养阴生津，滋肾益精，和胃润燥。

【适应证】**糖尿病（肾阴不足，胃燥津亏证）**。

【临证加减】阴虚内热加鳖甲、丹皮；阳虚外寒加桂枝（或肉桂）、补骨脂；气虚者加黄芪、白术；津伤渴甚者加麦冬、五味子；挟暑者加葛根、扁豆；挟痰者加姜半夏、陈皮。

【疗效】治疗 8 例，全部治愈。

【来源】黄惠安. 消渴汤治疗糖尿病 8 例小结. 湖南中医杂志，1987，（4）：47

🪷 养阴益气活血汤

生地 50g　天花粉 50g　玄参 30g　黄精 15g　生黄芪 50g　太子参 25g　山药 20g　苍术 20g　丹参 20g　当归 15g　赤芍 15g　川芎 7.5g　桃仁 10g　红花 10g　益母草 15g

【用法】每日 1 剂，煎 2 次，取药汁 300ml，分 2 次服。3 个月为 1 个疗程，注意饮食控制。

【功效】养阴，益气，活血。

【适应证】**糖尿病（气阴两虚，兼有瘀血阻滞证）。**

【疗效】治疗 84 例，显效 45 例（53.6%），良效 22 例（26.2%），无效 17 例（20.2%），总有效率 79.8%。

【来源】王兴义，岳素琴. 养阴益气活血汤治疗糖尿病 84 例观察. 实用中医内科杂志，1987，1（1）：17 – 18

🪷 降糖合剂

党参 84g　黄芪 95g　白术 84g　生地　熟地各 95g　麦冬 95g　枸杞 70g

【用法】上药常规煎两次，浓缩成 500ml，每次服用 30ml，每日 2 次，3 个月为一个疗程。

【功效】益气养阴，健脾补肾。

【适应证】**糖尿病（气阴两虚证）。**症见：乏力，视物模糊或减退，头晕，胸闷气短，肢麻等。

【疗效】总有效率 70.83%。

【来源】姚庆姑. 中西医结合治疗糖尿病 53 例临床分析. 中国中西医结合杂志，1987，7（6）：363 – 364

滋脺饮

生黄芪 30g　淮山药 30g　生熟地各 30g　山茱萸 10g

【用法】每日 1 剂，煎 2 次，取药汁 300ml，分 2 次服。

【功效】补脾固肾，益气生津，滋阴泻火。

【适应证】**糖尿病（脾肾不足，气阴两虚证）**。症见：口渴引饮，尿频，尿量多，伴头晕，消瘦，手颤，神疲乏力，脉细数，舌质红无苔等。

【临证加减】上消甚者加天花粉 12g、乌梅 20g、五味子 5g、麦冬 15g；中消甚者加知母 12g、石斛 12g；下消尿多者加桑螵蛸 10g、覆盆子 12g；神疲少气加党参 20g，甚者加红参 5g。

【疗效】58 例中，治愈 38 例，有效 14 例，无效 6 例。

【来源】邓绍明. 滋脺饮加减治疗糖尿病 58 例疗效观察. 湖南中医学院学报，1987，(2)：39

滋肾蓉精丸

黄精 20g　肉苁蓉　制首乌　金樱子　淮山药各 15g　赤芍　山楂　五味子　佛手各 10g

【用法】共焙干研极细末，水泛为丸，包衣，打光干燥，每次服用 6g，每日 3 次，30 天为 1 个疗程。

【功效】滋肾固本，补益肝肾，活血通络。

【适应证】**糖尿病（肾虚证）**。症见：多饮（口燥、唇干、咽干、口渴喜饮）、多食（消谷善饥，食量多）、多尿（尿量多，夜尿多，尿频）、消瘦或虚胖；面色萎黄或黧黑、头晕、眼花、心悸气短，动则气促，失眠、多梦，耳鸣、耳聋，手足心热，肢麻、肢痛，腰膝酸软，疲乏，健忘，性功能低下，阳痿，遗精，月经不调，多汗，夜尿频多。舌红少苔，舌淡苔白或舌质暗，脉细数或沉细无力。

【疗效】治疗 130 例，总有效率 87.69%。

【来源】吴仕九，方建志，许俊杰. 滋肾蓉精丸治疗肾虚型糖尿病——附 130 临床报告. 湖南中医杂志，1987，（6）：8－10

❀ 参苓白术散化裁

党参　黄芪　焦山楂各 15g　苍术　白术　半夏　陈皮　泽泻　厚朴各 10g　山药　茯苓各 20g

【用法】每日 1 剂，煎 2 次，取药汁 300ml，分 2 次服。

【功效】补气健脾，和胃渗湿。

【适应证】**糖尿病（脾虚湿滞证）**。症见：面色㿠白，倦怠乏力，纳谷不振，便溏体胖，苔腻，脉濡。

【临证加减】气虚甚者重用黄芪 30g；湿重便溏者加用白蔻仁、砂仁各 6g、扁豆 15g；合并肢体异麻感、疼痛、感觉减退等末梢神经病变加地龙、归尾各 10g；合并有雀目、耳聋等属肝肾精气不足者加服杞菊黄丸；合并有胸闷、心悸、头晕、头痛等心血管病变者加用赤芍、川芎、红花各 10g、川桂枝 6g、丹参 15g。

【疗效】治疗 15 例，显效 6 例，有效 8 例，无效 1 例。

【来源】张宗铭. 参苓白术散加减治疗脾虚湿滞型糖尿病 15 例. 安徽中医学院学报，1988，7（4）：21－22

❀ 黄连石膏汤

石膏 30g　知母 10g　天花粉 10g　芦根 10g　参须 10g　五味子 6g　黄连 5g　甘草 3g

【用法】每日 1 剂，水煎 2 次，取药汁 600ml。分 2 次温服。

【功效】清泻肺胃邪热，益气养阴。

【适应证】**糖尿病（肺胃热盛证）**。症见：口渴多饮，消谷善饥，咽干舌燥，心烦易怒，尿黄或白，大便秘结，舌质红，苔黄，脉弦数或滑数。

【疗效】治疗 28 例，临床治愈 20 例，好转 5 例，无效 3 例。

【来源】刘松林. 黄连石膏汤治疗糖尿病 28 例. 湖南中医杂志，1988，(5)：42

加味桃核承气汤（片）

大黄 桂枝各 6～12g 桃仁 9～12g 玄明粉 3～6g 甘草 3g 玄参 生地各 12～15g 麦冬 12g 黄芪 30～45g

【用法】①水煎剂：日 1 剂，全方水煎两次，药汁混匀，约为 400ml，分 2 次或 3 次服用，每次 120～150ml，于饭后 2 小时服用。②片剂：各药按上述比例，由本院制剂室制成每片含 0.915g 生药的片剂，取名"三黄降糖片"，日 3 次，每次 8～10 片，于饭前空腹服用。

【功效】润肠通下，活血化瘀。

【适应证】**糖尿病（瘀热证）**。症状较明显，一般空腹血糖＞180mg％ 的患者，用水煎剂；症状不明显，空腹血糖小于或降至 180mg％ 以下，可单用片剂；病情严重者，也可水煎剂与片剂合用。

【临证加减】服用本方，应以每日 1～2 次大便为宜，若便秘严重者大黄、玄明粉可后下，或片剂加至 12～15g；若大便正常或次数多者，大黄同煎去玄明粉，或片剂减为 5～8 片，若患者气虚严重可于水煎剂中重用黄芪；阴虚者重用生地、熟地；阴虚有热者方中去桂枝加知母、地骨皮；脾虚者加苍术、淮山药；肾阳虚者桂枝改肉桂、加附子；尿多者加山萸肉；眼底出血者加赤芍、丹皮；周围神经炎者加鸡血藤、忍冬藤、防风。

【疗效】治疗 30 例，显效 11 例，有效 15 例，无效 4 例，总有效率 86.6％。

【来源】熊曼琪，吴清和. 加味桃核承气汤（片）治疗糖尿病临床疗效观察. 新中医，1988，(4)：53－55

芪玉汤

生黄芪 25g 玉竹 100g 生地黄 25g 丹皮 15g 淮山药 15g 天

花粉 25g　神曲 15g

【用法】每日 1 剂，煎 2 次，取药汁 300ml，分 2 次服。

【功效】滋养肺胃，生津止渴，健脾消滞。

【适应证】**糖尿病（肺胃阴虚证）**。症见：口干舌燥，渴欲饮水，饮不解渴，心烦易饥，小便频多，大便干，乏力，舌质红，苔微黄少津，脉细数。

【来源】罗增发. 芪玉汤治疗糖尿病. 云南中医药杂志，1988，（4）：24

🪷 缫柿汤

天花粉 15g　黄连 7.5g　草薢　玄参　熟地各 15g　覆盆子 10g 黑大豆　蚕蛹各 20g　柿皮 10g

【用法】温水浸泡黑大豆 30 分钟后与柿皮先煎 15 分钟取汁，放入余药再煎 30 分钟，日 2 次口服。

【功效】清泄肺胃郁热，养阴生津止渴。

【适应证】**糖尿病（肺胃郁热证）**。

【疗效】治疗 8 例，达到理想 3 例，较好 2 例，一般控制 2 例，无效 1 例。总有效率 87.5%。

【来源】林恩来，郝延欲，桑淑珍，等. 缫柿汤治疗成年型糖尿病 28 例临床观察. 辽宁中医杂志，1988，（10）：20

🪷 茅根藕汁饮

茅根 60g　藕汁一杯（约 100ml）

【用法】茅根煮汤，每日 1 剂，煎 2 次，取药汁 300ml，加入藕汁一杯分 2 次服。

【功效】清热润肺，生津止渴养阴。

【适应证】**糖尿病（肺热津伤，耗液伤阴证）**。症见：烦渴多饮，随饮随渴，口干舌燥，舌边尖红，苔薄黄，脉洪数。

【来源】李苏韦. 糖尿病的食养疗法. 南京中医学院学报，1988，(1)：48

❀ 冬连饮

黄连 9g　冬瓜皮 33～66g　麦冬 33～66g

【用法】每日 1 剂，煎 2 次，取药汁 300ml，分 2 次服。

【功效】清胃泻火，养阴保津。

【适应证】**糖尿病（胃热炽盛证）**。症见：多食善饥，大便燥结，形体日渐消瘦，舌苔黄燥，脉滑实有力。

【来源】李苏韦. 糖尿病的食养疗法. 南京中医学院学报，1988，(1)：48

❀ 降糖 1 号合降糖丸

黄芪 30g　玄参 15g　麦冬 15g　生地 20g　石斛 15g　石膏 30g（先煎 30 分钟）　天花粉 30g　五味子 10g　玉竹 20g　山萸肉 30g枸杞 15g　龟甲 20g　黄连 10g

【用法】每日 1 剂，煎 2 次，取药汁 300ml，分 2 次服。3 个月为 1 个疗程。服上药血糖、尿糖正常后，再服降糖丸［鸡鸭胰各 50 个（焙干研末）、人参 20g、龟甲 30g、知母 50g、石膏 100g。上药共为细末，装入胶囊，每粒 0.5g］，每日服 3 次，每次服用 10 粒，两个月为一疗程。

【功效】清热生津，滋阴精，益气血。

【适应证】**糖尿病（气血阴精不足，津亏燥热证）**。症见：多饮，多食，多尿，消瘦乏力，口干舌燥，大便干。

【临证加减】属上消者重用天花粉、生地、麦冬；属中消者重用石膏、黄连，加山药；属下消者，减玄参、生地、麦冬、黄连，加熟地、附子、肉桂、巴戟、肉苁蓉；视物模糊者重用枸杞，加入蒺藜；阴虚阳亢者加石决明、白芍；有瘀象者加丹参、川芎、益母草。

【疗效】治疗 32 例，治疗 1 个疗程获效者 12 例，2 个疗程获效者 14 例，

3个疗程4例，2例无效，总有效率94%。

【来源】朱秀锋. 中医药治疗糖尿病32例临床报告. 吉林中医药, 1988, (3): 18

❀ 补阴固涩汤

生地黄20g 天花粉30g 玄参20g 牡丹皮20g 枸杞子18g 山茱萸15g 黄芪30g 龙骨30g（先煎30分钟） 牡蛎30g（先煎30分钟） 莲须20g 五味子10g

【用法】每日1剂，煎2次，取药汁300ml，分2次服。

【功效】补阴固涩。

【适应证】**糖尿病（气阴不足证）**。症见：烦渴多饮，口干舌燥，尿频量多，舌边尖红，苔薄黄，脉洪数。

【临证加减】若有多食易饥，形体消瘦，大便干结，苔黄，脉滑实者，原方去黄芪、龙骨、牡蛎，加黄连6g、知母15g、麻仁15g；尿液混浊如膏脂者，原方加益智仁15g、桑螵蛸20g；药后血糖不降者，原方加红参8g。

【疗效】治疗60例，痊愈55例，好转2例，无效3例。

【来源】袁彩华. 补阴固涩汤治疗糖尿病60例. 广西中医药, 1989, (3): 18

❀ 加味生脉地黄汤

太子参 山药各15~20g 生地 枣皮 麦冬各12~16g 五味子 泽泻 丹皮 茯苓各10~12g

【用法】每日1剂，煎2次，取药汁500ml，分3次服。7剂为一疗程。

【功效】益气养阴，润燥生津，补肾填精，固涩津液。

【适应证】**糖尿病（阴虚燥热证）**。症见：烦渴多饮，饥饿多食，尿频，消瘦乏力，失眠心悸，舌质红而少津，脉弦数。

【临证加减】血糖持续不降者加石膏、知母；疖痛者加银花、连翘、蒲公英；皮肤疹痒者加地肤子、白鲜皮、蝉蜕；低热者加青蒿、黄芩、地骨皮；

肺结核加百部、白及；高血压加石决明、夏枯草；冠心病加葛根、丹参。

【疗效】治疗21例，痊愈4例，显效5例，好转9例，无效3例，总有效率85.7%。

【来源】李寿彭. 加味生脉地黄汤治疗糖尿病. 四川中医，1989，(12)：20-20

降糖活血方

　　木香10g　当归10g　益母草30g　赤芍15g　川芎10g　葛根15g

　　丹参30g　苍术15g　玄参30g　生地30g　生黄芪30g

【用法】每日1剂，煎2次，取药汁300ml，分2次服。

【功效】活血化瘀。

【适应证】**糖尿病（瘀血证）**。症见：舌质紫暗或淡暗，舌边有瘀点或瘀斑、舌下静脉黑紫怒张，面部瘀斑或色素沉着，下肢麻木或疼痛、指甲色泽紫暗，耳廓色晦暗萎缩。

【来源】祝谌予. 降糖活血方治疗糖尿病. 北京中医杂志，1989，(4)：3-4

田氏降糖饮

　　山药30~45g　天花粉30~60g　地骨皮15~30g　枸杞　生地

黄芪　玄参各15g　苍术12g　知母10g　生石膏　葛根各30g　五味子10g

【用法】每日1剂，煎2次，取药汁300ml，分2次服。

【功效】清肺胃热，滋阴补肾。

【适应证】**糖尿病（肺胃燥热，气阴不足证）**。症见：多饮，多食，多尿，口渴，消瘦等典型症状。

【疗效】治疗25例，痊愈10例，显效11例，无效4例，总有效率84%。

【来源】田中峰. 降糖饮治疗糖尿病. 四川中医，1989，(8)：29

麦味地黄汤合竹叶石膏汤

麦冬　五味子　生地　山药　枸杞　茯苓　竹叶各10g　石膏
葛根　天花粉各30g　苁蓉　知母各15g

【用法】每日1剂，煎2次，取药汁300ml，分2次服。

【功效】滋补肺肾之阴，补肾助阳，润肠通便。

【适应证】糖尿病（肾阴虚损，胃中燥热证）。症见：烦渴，多饮，多食
善肌，体重减轻，尿频量多，混浊如膏，夜间尤甚，疲倦乏力。舌质红苔黄
腻，脉洪数，大便干燥，3～4日一解。

【来源】许公平. 麦味地黄汤合竹叶石膏汤加减治疗消渴病. 四川中医，1989，
(3)：25

和中甘露饮

潞党参　粉葛根各10g　麦门冬　天花粉　南葳蕤　金石斛　干
芦根各20g　乌梅肉15g

【用法】每日1剂，煎2次，取药汁300ml，分2次服。

【功效】滋津润燥，和胃调中。

【适应证】糖尿病（热伤胃津证）。症见：口干舌燥，胃纳减少，日见消
瘦，大便秘结，舌质干红无津，脉细数无力。

【来源】王术平. 马骥教授治疗糖尿病的经验. 陕西中医，1985，6 (7)：310－312

滋水承金饮

生地黄　女贞子　桑椹子　麦门冬各20g　山萸肉　枸杞子　炒
山药　潞党参各15g　五味子10g　生黄芪25g

【用法】每日1剂，煎2次，取药汁300ml，分2次服。

【功效】滋补肾阴，润肺止渴。

【适应证】糖尿病（肺肾虚衰）。症见：尿多而浊，口渴欲饮而量不多，

腰膝酸软，呼吸气弱，入夜盗汗，五心烦热，舌质淡红，苔薄滑，脉细数而滑。

【临证加减】若兼头晕而胀痛者，减方中潞党参、生黄芪，酌加石决明、钩藤、白菊花各15g、生龙齿、生牡蛎各20g。

【来源】王术平. 马骥教授治疗糖尿病的经验. 陕西中医, 1985, 6 (7)：310－312

益气扶阳饮

熟地黄　炒山药各20g　覆盆子　巴戟天　菟丝子　山萸肉各15g

五味子10g　制附子8g　生黄芪25g　缩砂仁5g

【用法】每日1剂，煎2次，取药汁300ml，分2次服。

【功效】温补命门，益气扶阳。

【适应证】**糖尿病（肾阳亏耗证）**。症见：小便清利而频数，尿有余沥，上浮泡沫，入夜尿频尤甚，腰膝酸软无力，肢端清冷，足跟作痛，面色浮红，舌淡苔滑，脉沉微弱。

【临证加减】若腰酸膝软甚者，加桑寄生、盐续断、仙灵脾各15g，肉桂10g；兼心悸怔忡者，可酌加炒枣仁、远志肉、柏子仁、朱茯神等。

【来源】王术平. 马骥教授治疗糖尿病的经验. 陕西中医, 1985, 6 (7)：310－312

降糖基本方

黄芪　玄参　生牡蛎各30g　淮山药　苍术　丹参　葛根　党参

麦冬　五味子　云茯苓各15g　生地　熟地各15～30g

【用法】每日1剂，煎2次，取药汁300ml，分2次服。

【功效】益气养阴。

【适应证】**糖尿病（气阴两伤证）**。症见："三多"症状及口燥咽干，乏力消瘦，手足心热，心烦易怒，易受外感，舌质红，脉细数。

【来源】杨耀兰. 糖尿病的论治——学习祝谌予老师的经验体会. 新中医, 1986, (12)：9－10

一味荔枝核散

荔枝核

【用法】荔枝核烘干研末，每日3次，每次10g，饭前半小时温开水送服。

【功效】温养脾土，滋肾阴。

【适应证】糖尿病（脾肾不足证）。

【来源】李育才，王秀荣，初淑华，等. 一味荔枝核治愈糖尿病. 辽宁中医杂志，1986，（8）：31－32

知柏地黄汤加减

黄柏12g　知母12g　生地20g　怀山药30g　泽泻12g　丹皮10g
茯苓12g　黄芪30g　玄参12g　麦冬12g　天花粉12g　五味子10g

【用法】每日1剂，煎2次，取药汁300ml，分2次服。

【功效】滋肾阴，清虚热，存津液。

【适应证】糖尿病（阴虚火旺证）症见：多饮、多食、多尿、消瘦乏力，或伴有头晕眼花，耳鸣耳聋，五心烦热，心悸失眠，手足麻木，便秘便血，皮肤瘙痒，舌质多偏红、苔白或薄黄少津，脉弦细或弦滑。

【临证加减】阴虚热甚者酌加地骨皮、黄连、沙参、石斛、白芍、乌梅；气虚甚者加太子参或参须；皮肤瘙痒者加苦参、地肤子、白鲜皮；或另用茺蔚30～60g煮水代茶协助降血糖。

【疗效】治疗14例，治愈3例，显效6例，有效3例，无效2例。

【来源】徐曼丽. 知柏地黄汤加减治疗糖尿病14例小结. 湖南中医杂志，1986（4）：13－16

滋肾降糖方

生地　熟地各24g　山萸肉10g　山药30g　北沙参15g　麦冬20g

天花粉20g　生石膏30g　知母6g　石斛15g　葛根10g　五味子5g
党参30g　黄芪30g　黄连10g

【用法】每日1剂，煎2次，取药汁300ml，分2次服。1个月为1个疗程，一般服药1~3个疗程。

【功效】养阴益气，清胃生津。

【适应证】**糖尿病（肾阴不足证）**。症见：口渴多饮，多食，多尿，而疲乏无力，腰膝酸软、形体肥胖渐见消瘦，舌红干燥而少津等。

【临证加减】若气虚血瘀的合补阳还五汤，若偏于气滞者合血府逐瘀汤；若痈疽者合五味消毒饮，白内障、雀目、耳聋合明目地黄丸，或杞菊地黄丸，劳嗽合百合固金汤；泄泻虚寒合理中汤，气虚合补中益气丸；水肿合济生肾气丸，若肝炎转氨酶高者加茵陈、蒲公英、土茯苓等，黄疸加茵陈、蒲公英，肝脾肿大加合欢皮、白蒺藜。

【疗效】49例中症状消失的29例，症状明显减轻的16例，无改善的4例，有效率达91.8%。

【来源】蔡春华.滋肾降糖方治疗糖尿病49例临床观察.黑龙江中医药，1994，（4）：18－20

🌸 姚氏降糖饮

天花粉　生地　山药　赤芍　白芍　丹参　黄精各30g　苍术
知母　枸杞　地骨皮　当归各15g　黄芪50g　太子参20g　五味子12g

【用法】每日1剂，煎2次，取药汁300ml，分2次服。

【功效】益气养阴生津，活血化瘀。

【适应证】**糖尿病（气阴两虚血瘀证）**。症见：口渴多饮，小便量多，多食易饥，形体消瘦，身倦乏力，大便偏干，舌红暗苔少或无苔，脉细数或沉细。兼症：或肢体麻木，或胸闷心悸；或头晕目昏多或兼有水肿。

【临证加减】口渴较甚者加生石膏30g，重用知母；大便干结者加生大黄

10g，瓜蒌仁30g；胸闷心悸者加全瓜蒌30g，薤白12g，重用丹参；头晕目眩者加怀牛膝、草决明各30g；肢体麻木者加地龙12g，重用黄芪；兼见水肿者加茯苓、泽泻各30g，益母草15g。

【疗效】治疗组100例患者中，显效59例，有效31例，无效10例，总有效率90%。

【来源】姚昌礼，陈秀玲，姚伟，等．自拟降糖饮治疗糖尿病100例观察．中医临床与保健，1993，（1）：1-2

❀ 8805 愈消散

地骨皮30g　荔枝核10g　鬼箭羽45g　桔梗15g　威灵仙10g　姜黄10g　牛蒡子10g

【用法】每日1剂，煎2次，取药汁300ml，分2次服。

【功效】行气活血。

【适应证】2型糖尿病（气滞血瘀证）。

【临证加减】口渴甚加天花粉、沙参；多食加大地骨皮用量；多汗加黄芪、牡蛎；夹湿加苍术；肾虚症状明显者加山药、仙茅、仙灵脾；夹瘀者加红花、丹参；失眠者加龙骨、枣仁；肢体麻木者加丹参、赤芍。

【疗效】近控：血糖低于7.8mmol/L半年以上（21例）；有效：血糖降低3.3mmol/L以上，但大于7.8mmol/L（28例）；无效：血糖无降低或升高者（9例），总有效率84.4%，平均服药37.2剂。

【来源】武文英．8805愈消散临证治疗2型糖尿病58例．北京中医，1992，（3）：46

❀ 消渴灵方

黄芪30g　山药30g　白术12g　白茯苓30g　太子参30g　玉竹30g　黄精30g　山茱萸15g　枸杞子30g　生地30g　麦冬15g　玄参

15g　天花粉 30g　丹参 30g　三七 4.5g（冲服）

【用法】每日 1 剂，煎 2 次，取药汁 300ml，分 2 次服。1 个月为 1 疗程，总疗程 3 个月。临床治愈和明显好转的患者，要坚持体疗和食疗，以西洋参 6～10 克煎汤送服六味地黄丸或杞菊地黄丸，以资巩固。

【功效】益气养阴，滋补肝肾，清热生津，活血化瘀。

【适应证】**糖尿病（气阴两虚证）。**

【临证加减】阴虚燥热型加知母、生石膏、黄连；阴阳俱虚型加肉桂、附子、菟丝子；兼挟痰湿者，减养阴滋腻之品，加陈皮、半夏、苍术、川厚朴等；合并瘀血证者加桃仁、红花、水蛭、山楂。

【疗效】治疗 312 例，总有效率为 299 例（95.8%），而气阴两虚型疗效尤为显著，无效的 13 例（4.2%）中，有 8 例是糖尿病 1 型患者，提示消渴灵方主要适用于治疗 1 型糖尿病。

【来源】李俊英，杨临玲. 消渴灵方治疗糖尿病疗效观察. 山西中医，1994，（3）：18－19

消渴降糖丹 1 号

黄芪　丹参　淮山药各 24g　石斛　沙参　茯苓各 12g　高丽参 8g

苦参 18g　黄精　五味子　酸枣仁　龙眼肉各 10g

【用法】按比例研末，过 100 目筛混匀，装入 0 号胶囊。每次 4 粒，每日 4 次，饭前半小时服。第 4 次服药时间 23 时至次日凌晨 2 时。

【功效】补气滋阴。

【适应证】**糖尿病（气阴两虚证）。**症见：口渴多饮，神疲乏力，汗出，五心烦热或手足心热，大便秘结，舌红、少苔，脉细弱无力。

【来源】王学信，邢华旭，杨文斌. 消渴降糖丹治疗糖尿病 100 例临床观察. 新中医，1994，（2）：21－22

消渴降糖丹 2 号

黄柏　山栀子各10g　青黛12g　石斛4g　知母　熟地　丹皮各15g　乌梅　生地　草决明各24g　黄连　酒大黄各8g

【用法】按比例研末，过100目筛混匀，装入0号胶囊，每次4粒，每日4次，饭前半小时服。第4次服药时间在23时～次日凌晨2时。

【功效】清热润燥。

【适应证】**糖尿病（燥热内盛证）**。症见：多食善饥，皮肤瘙痒或生疔肿，小便混浊，口苦口臭，舌苔黄腻，脉滑数。

【来源】王学信，邢华旭，杨文斌. 消渴降糖丹治疗糖尿病100例临床观察. 新中医，1994，(2)：21－22

消渴降糖丹 3 号

水蛭6g　蜈蚣4g　淮山药30g　枸杞15g　泽兰18g　鸡内金　龟甲　木香各10g　肉桂5g　巴戟天　桑螵蛸各12g　山茱萸24g

【用法】按比例研末，过100目筛混匀，装入0号胶囊，每次4粒，每日4次，饭前半小时服。第4次服药时间在23时～次日凌晨2时。

【功效】活血固本。

【适应证】**糖尿病（肾虚血瘀证）**。症见：夜尿频多，腰膝酸软，耳鸣耳聋，两目昏花，肢体麻木或半身不遂，舌紫暗或有瘀斑瘀点，脉涩。

【来源】王学信，邢华旭，杨文斌. 消渴降糖丹治疗糖尿病100例临床观察. 新中医，1994，(2)：21－22

化瘀养阴汤

丹参30g　红花6g　山楂15g　淮山药20g　党参10g　麦冬10g　玄参15g　天花粉12g　知母10g　龙骨　牡蛎各20g

【用法】每日1剂，煎2次，取药汁300ml，分2次服。4周为1疗程。

【功效】化瘀养阴，生津益肾。

【适应证】**糖尿病（阴虚燥热，肾虚血瘀证）。**

【疗效】治疗56例，结果显效28例，有效21例，无效7例，总有效率87.5%。

【来源】方立成. 化瘀养阴汤治疗2型糖尿病56例临床观察. 湖南中医学院学报，1994，（2）：20－21

益本活血汤

黄芪30g　山药30g　苍术15g　黄精15g　山茱萸15g　枸杞15g

玄参15g　菟丝子15g　丹参30g　当归15g　葛根30g　泽兰15g

【用法】每日1剂，煎2次，取药汁300ml，分2次服。

【功效】健脾补肾，活血化瘀。

【适应证】**老年糖尿病（肾虚血瘀型）。**

【临证加减】燥热偏盛者加黄连9g、石膏30g；偏于阴虚者加生地15g、麦冬15g、地骨皮15g；偏于阳虚者加淫羊藿15g、肉桂6g；胸闷者加川芎15g、瓜蒌15g；视物模糊者加石斛30g、谷精草15g；眩晕者加天麻10g、钩藤15g；肢痛者加全蝎10g、水蛭10g；尿痛者加石韦15g、萹蓄20g；痈疽者加蒲公英30g、金银花30g。

【疗效】治疗30例，总有效率为86.7%。

【来源】徐云生，程益春. 益本活血汤治疗老年糖尿病30例. 山东中医杂志，1994，（1）：25－26

益气滋肾汤

北黄芪30g　生熟地各12g　淮山药12g　玄参12g　麦冬15g　太子参15g　枸杞子12g　乌梅10g

【用法】每日1剂，煎2次，取药汁300ml，分2次服。

【功效】益气滋肾。

【适应证】**糖尿病（气阴两虚证）。**

【临证加减】如渴饮甚者加天花粉10g、五倍子3g；消谷善饥者加知母15g；多尿者加山茱萸12g；气虚神萎者太子参改用白参10g（另蒸兑）；大便燥结者加生首乌15g。

【疗效】治疗30例，其中显效18例（60%），有效8例，无效4例，总有效率为86.66%。

【来源】谭建平. 益气滋肾汤治疗非胰岛素依赖型糖尿病30例临床观察. 湖南中医杂志，1994，（1）：13－14

🪷 薛氏降糖饮

生地　山药　天花粉各24g　枸杞子　黄精　五味子　沙参各15g
旱莲草　玄参各30g　乌梅12g　西洋参6g

【用法】每日1剂，煎2次，取药汁300ml，分2次服。

【功效】清肺热，滋脾阴，健脾气，益肾精。

【适应证】**糖尿病（燥热伤津，脾肾亏虚证）。**

【临证加减】燥热烦渴者加黄芩、黄连、生石膏；多食者加玉竹、熟地；头晕眼花者加菊花、何首乌、川芎；阳痿者加仙茅、仙灵脾；血瘀者加丹参；倦怠乏力、形体消瘦者加黄芪、菟丝子。

【疗效】42例患者中，显效29例（69%），有效8例（19%），无效5例（12%），总有效率88%。

【来源】薛立森. 自拟降糖饮治疗糖尿病42例疗效观察. 四川中医，1994，（10）：28－29

🪷 阴阳消渴丸

西洋参30g　黄芪30g　玉竹60g　黄连30g　山茱萸40g　乌梅肉

30g　肉苁蓉 60g　金樱子 30g　天花粉 60g　怀山药 60g

【用法】共同碾碎如面，水泛为丸，如梧桐籽大，晒干或烘干后装瓶备用，每次 5 粒，一日 3 次，温开水送服，服药期间停服其他药物。

【功效】阴阳双补。

【适应证】**糖尿病（阴阳两虚证）**。

【疗效】48 例患者经用阴阳消渴丸治疗 1 个疗程（1 个月），痊愈者 29 例（60.42%）；2 个疗程（2 个月），痊愈者 10 例（20.84%）；3 个疗程（3 个月），痊愈者 7 例（14.54%），无效 2 例（占 4.2%），总有效率 95.80%。

【来源】周卿孚，曹畅，胡长友. 阴阳消渴丸治疗糖尿病. 河南医药信息，1994，(8)：42－43

一贯煎加味

沙参 30g　麦冬 12g　生地 24g　当归 15g　枸杞子 15g　玄参 20g

山药 30g　桑螵蛸 25g　益智仁 20g　黄芪 20g

【用法】每日 1 剂，煎 2 次，取药汁 300ml，分 2 次服。

【功效】润肺益脾，滋养肝肾。

【适应证】**糖尿病（阴虚肺燥，肝肾不足）**。症见：多饮、多食、多尿、身体消瘦或尿浊，舌红少苔。

【临证加减】以烦渴多饮为主，口干咽燥，属肺热津伤者，加天花粉、黄芩、川贝；以多食易饥为主，属胃热炽盛者，加黄连、石膏、知母；以尿频量多、混浊如脂膏为主，属肾阴虚，下元不固者，加桑螵蛸、益智仁、五味子；伴困倦乏力气短者，加党参、黄芪；舌质暗或有瘀斑者，加丹参、桃仁、红花。

【疗效】治疗 24 例，治愈 13 例，显效 6 例，好转 4 例，无效 1 例。总有效率 95.83%。服药最多者 90 剂，最少者 24 剂。

【来源】马希英. 一贯煎加味治疗糖尿病 24 例. 山东中医杂志，1994，(1)：27

🪷 降糖 I 号

川芎 15g　当归 20g　杭芍（酒炒）30g　丹参 45g　益母草 30g
葛根 25g　玉竹 15g　沙参 30g　石斛 15g　荔枝核 25g

【用法】每日 1 剂，水煎 2 次，共取药汁 450ml，分 3 次温服。3 个月为 1 个疗程。

【功效】柔肝养阴，活血生津。

【适应证】**糖尿病（肝肾阴虚，气滞血瘀证）。**

【疗效】治疗 84 例，显效 57 例（67.9%），有效 21 例（25%），无效 6 例（7.1%），总有效率 92.9%。

【来源】吴勇，王继仙. 降糖 I 号治疗成人非胰岛素依赖型糖尿病 84 例. 云南中医杂志，1994，（6）：4

🪷 降糖方

生黄芪 30g　生地 30g　苍术 15g　玄参 30g　葛根 15g　丹参 30g

【用法】每日 1 剂，煎 2 次，取药汁 300ml，分 2 次服。

【功效】益气养阴活血。

【适应证】**糖尿病（气阴两虚证）。**症见：多饮、多食、多尿、乏力、消瘦、抵抗力弱、易患外感、舌淡暗、脉沉细。

【临证加减】尿糖不降，重用天花粉 30g 或加乌梅 10g；血糖不降，加人参白虎汤，方中人参可用党参代替，用党参 10g，知母 10g，生石膏重用 30g 至 60g；血糖较高而又饥饿感明显，加玉竹 10～15g、熟地 30g；尿中出现酮体，加黄芩 10g、黄连 5g、茯苓 15g、白术 10g；皮肤瘙痒，加白蒺藜 10g、地肤子 15g、白鲜皮 15g；下身瘙痒，加黄柏 10g、知母 10g、苦参 15～20g；失眠加首乌 10g、女贞子 10g、白蒺藜 10g；心悸加菖蒲 10g、远志 10g、生龙骨 30g、生牡蛎 30g；大便溏薄加薏苡仁 20g、芡实 10g；自觉燥热殊甚，而有腰痛者，加肉桂 3g 引火归元；腰痛，下肢酸软无力，加桑寄生 20～30g，狗脊

15～30g。

【来源】祝谌予. 降糖方. 医学文选，1993，(6)：29

化瘀降糖汤

丹参 当归 生地 麦冬 天花粉 石斛 丹皮各 20g 桃仁
赤芍 川芎 牛膝 枳壳各 15g

【用法】每日 1 剂，煎 2 次，取药汁 300ml，分 2 次服。20 天为 1 个疗程。

【功效】活血化瘀。

【适应证】**糖尿病（瘀血阻络型）。**

【临证加减】阴虚内热明显加知母、黄柏，胃热津伤明显加沙参、玉竹，气滞明显加降香、陈皮。

【疗效】治疗 36 例，显效 6 例，有效 28 例，无效 2 例，总有效率 94%，血糖平均降低 4.2mmol/L。

【来源】王健民，李富生. 化瘀降糖汤治疗糖尿病 2 型 36 例. 陕西中医，1993，(10)：435

益气活血滋阴降火方

生地 15g 山药 30g 生石膏 30g（先煎） 丹参 15g

【用法】每日 1 剂，煎 2 次，取药汁 450ml，分 3 次服。

【功效】益气活血，滋阴降火。

【适应证】**糖尿病（阴虚血瘀证）。** 症见：多饮、多食、多尿、乏力、消瘦。

【临证加减】阳虚者，加附子 6g、肉桂 6g；阴虚者，加知母 9g、女贞子 30g、旱莲草 12g；气虚者，加生黄芪 30～80g、党参 12g；血虚者，加当归 30g；毒热者，加大黄 15g（后下）、胆南星 6g、半夏 9g。

【疗效】治疗 60 例中，治愈 40 例，好转 16 例，无效 4 例，总有效率为93.34%。

【来源】张庆云，张天明，翟思田. 益气活血，滋阴降火方结合辨证加减治疗糖尿病60例. 甘肃中医学院学报，1992，（1）：16－17

消渴 I 号

人参10g 山药20g 玉竹20g 玄参20g 天花粉25g 山萸肉20g 知母20g 苍术20g 川芎20g 石膏30g 生地20g 葛根20g

【用法】每日1剂，煎2次，取药汁300ml，分2次服。15天为一疗程，连续治疗2～3个疗程。

【功效】益气养阴。

【适应证】**2型糖尿病（气阴两虚型）。**

【临证加减】燥热重加黄连、栀子；血瘀重加水蛭、赤芍；阴阳俱虚加附子熟地；如尿糖不降重用天花粉、生地、加乌梅20克；血糖不降加人参20g、麦冬30g；饥饿明显加玉竹、生地、熟地各40g，尿中酮体加黄芩、黄连、栀子各10g。

【疗效】70例中临床控制50例，占71.4%。显效10例，占14.2%。好转5例，占7.1%。无效5例，占7.1%。总有效率92.85%。

【来源】程丽明，戚克勤. "消渴 I 号"治疗2型糖尿病70例疗效观察. 中医药学报，1992，（4）：15

麻仁丸加味

麻子仁18g 白芍12g 杏仁 枳实 厚朴各10g 黄精 生地各20g 山药 天花粉各30g 生大黄10g（另包后下，大便通停用）

【用法】每日1剂，煎2次，取药汁300ml，分2次服。

【功效】养阴润肠。

【适应证】**糖尿病（阴虚肠燥型）。**

【临证加减】肺燥明显者加生石膏、知母；胃热甚者加川连、葛根；肾阴虚者加山茱肉、五味子。

【注意事项】畏寒肢冷、腰膝酸软，饮一溲一之肾阳虚证者忌用本方。同时给以糖尿病饮食。服药期间不用口服降糖药及胰岛素。

【疗效】治疗糖尿病 15 例，痊愈 9 例，显效 5 例。无效 1 例，总有效率为 93%。

【来源】任平安. 麻仁丸加味治疗糖尿病 15 例. 陕西中医，1992，(11)：511

降糖乐方

　　黄芪 12g　黄精 12g　山药 12g　乌梅 12g　天花粉 15g　葛根 9g
苍术 15g　百合 12g　桔梗 6g　玄参 12g　合欢皮 12g　女贞子 15g　菟丝子 12g

【用法】每日 1 剂，煎 2 次，取药汁 450ml，分 3 次饭前 30 分钟服下。

【功效】健脾益气，滋阴清热，理气安神。

【适应证】**糖尿病（阴虚燥热，脾气亏虚证）**。症见：口干渴，多食善饥，消瘦乏力，头晕健忘，大便干或溏，小便黄或清长，舌边有齿痕，舌质红，苔薄黄或白腻，脉细数或细弱。

【临证加减】口渴甚者重用乌梅、天花粉，加石斛、麦冬、沙参、升麻；胸闷不舒加郁金、瓜蒌、焦三仙、草果；腰酸小便多频加川续断、桑寄生、桑螵蛸、山茱肉；小便黄或赤痛加知母、白茅根、莲子心、泽泻、车前草。其他兼证则随证治之。

【疗效】临床治愈 42 例，占 84%，明显好转 5 例，占 10%，好转 3 例，占 6%。

【来源】李仁柱. 降糖乐方治疗糖尿病 50 例临床小结. 蚌埠医药，1991，(2)：20-21

生脉胜甘汤

　　辽沙参　玉竹　麦冬　五味子各 12~15g　生地 30~60g　生石膏

20～30g　知母　天花粉各15～30g　乌梅　山萸肉　桑螵蛸各10～12g　黄连12～15g　生黄芪30～60g

【用法】每日1剂，煎2次，取药汁300ml，分2次服。30天为一疗程，所有病例每日取蚕蛹30g，煎汤如茶饮服。

【功效】清热生津益气。

【适应证】非胰岛素依赖型及轻中型患者（气阴两虚，津液耗伤型）。

【临证加减】胃热者减黄芪，加重石膏、知母量，再加葛根、石斛；气虚者减生地加党参、白术、山药；阴阳两虚者加淫羊藿、仙茅、女贞子、桑椹；血瘀者加桃仁、红花、川芎；合并高血压、视网膜病加草决明、石斛、川芎；疖肿者加蒲公英、土茯苓、苦参；牙痛者加玄参、牛膝；肢体瘙痒加鸡血藤、威灵仙。

【疗效】63例患者经治疗1个疗程有效者14例，治疗2个疗程有效者25例，治疗3个疗程有效者24例。平均服药31～98剂。总有效率100%。

【来源】姜生坤，寇生银.生脉胜甘汤为主治疗糖尿病63例.陕西中医，1991，(2)：55

加味玉液汤

人参　知母　鸡内金　五味子各10g　山药　黄芪　葛根　天花粉各30g

【用法】加水600ml，文火煎至300ml，每次150ml，每日2次温服，60天为一疗程，一般需要治疗3个疗程。

【功效】益气滋阴。

【适应证】糖尿病（气阴两虚证）。

【疗效】治疗51例，显效22例，有效26例，无效3例，总有效率为94%。

【来源】陈维亚，王秀敏，刘玉洁.中药治疗糖尿病51例.陕西中医，1991，(2)：51－52

益气养阴汤

生黄芪25g 麦冬12g 天花粉15g 沙参15g 五味子10g 益智仁10g 黄连5g 菝葜15g

【用法】每日1剂，煎2次，取药汁300ml，分2次服。

【功效】益气养阴。

【适应证】**糖尿病（气阴两虚证）。**

【临证加减】口渴多饮甚者加鲜石斛；多食善饥者加生石膏；多尿为主者加山茱萸、枸杞子；心悸者加龙骨、牡蛎；眼底动脉硬化者加菊花、枸杞；冠心病者加瓜蒌、丹参、川芎；身发痈疖者加银花藤、地丁；高血压者加岗梅、石决明。

【疗效】治疗38例，临床治愈15例，占39.5%；好转20例，占52.6%；无效3例，占7.9%；总有效率为92.1%。

【来源】李德伟. 益气养阴汤治疗糖尿病38例. 湖南中医杂志，1991，(4)：38

益气养阴方

黄芪30g 山药20g 玄参15g 葛根15g 天花粉20g 五味子10g 苍术12g 生地30g 地骨皮12g 生牡蛎30g（先煎）

【用法】每日1剂，煎2次，取药汁300ml，分2次服。

【功效】益气养阴。

【适应证】**2型糖尿病（气阴两虚证）。**症见：多食、多饮、多尿、神疲乏力，舌淡，苔薄，脉细。

【临证加减】高血压眩晕头痛加钩藤、石决明。

【疗效】34例患者中，显效14例，有效16例，无效4例。

【来源】余花，齐洪军，李琴. 益气养阴为主治疗2型糖尿病34例. 青海医药杂志，1995，25（9）：25

🪷 益气养阴活血方

生地　天花粉　山药　丹皮　丹参　黄芪各15g　太子参　山茱萸　麦冬　百合各10g　五味子5g　肉桂3g

【用法】每日1剂，煎2次，取药汁300ml，分2次服。半月为一疗程。

【功效】益气养阴，活血通络。

【适应证】**无症状型糖尿病（气阴不足，瘀血阻络证）。**

【临证加减】高血压头痛头晕者去肉桂加天麻、泽泻；脑溢血者去丹皮、丹参、肉桂，加天麻、钩藤、石决明；脑血栓去五味子，加川牛膝；心绞痛加郁金、延胡索。

【疗效】治疗无症状型糖尿病51例，显效32例，好转16例，无效3例，总有效率94.12%。

【来源】王永标. 中药治疗无症状型糖尿病51例. 陕西中医，1996，17（11）：484

🪷 益气活血方

黄芪　太子参（或人参10g）　天花粉　玄参　怀山药各20g　益母草　丹参　川芎各15g　泽兰10g　三七粉3g（冲服）　知母6g

【用法】每日1剂，煎2次，取药汁300ml，分2次服。

【功效】益气活血。

【适应证】**2型糖尿病（气虚血瘀证）。**

【临证加减】烦渴多饮，口干舌燥加麦冬、粉葛根；多食善饥，大便干燥加生地、首乌；尿频量多加山萸肉、益智仁；肢麻筋痛加鸡血藤。

【疗效】治疗36例，显效13例，好转19例，无效4例。

【来源】丁萍. 益气活血法治疗2型糖尿病36例临床观察. 河南中医药学刊，1998，13（3）：53

四黄葛根汤加减

生黄芪50g　黄精20g　生地20g　黄连5g　葛根25g　山药30g　枸杞子30g　山萸肉20g　女贞子15g　玉竹10g　丹参25g　红花15g

【用法】每日1剂，煎2次，取药汁300ml，分2次服。

【功效】益气养阴，清热生津，活血化瘀。

【适应证】2型糖尿病（气阴两伤证）。

【临证加减】头晕者加石决明、天麻；高血压者加钩藤、菊花。

【疗效】治疗50例，显效18例，有效23例，无效9例，总有效率82%

【来源】刘树政. 四黄葛根汤临证加减治疗2型糖尿病50例疗效观察. 中国中医药科技, 1998, 5（5）: 317－318

健脾补肾活血方

黄芪40g　山药　丹参各30g　党参　茯苓　知母　山萸肉　苍术各15g　枸杞子　干地黄　牡丹皮　白僵蚕各10g

【用法】每日1剂，煎2次，取药汁300ml，早、晚2次空腹服下，15天为一疗程，连用2~3个疗程。

【功效】健脾补肾，滋阴活血。

【适应证】2型糖尿病（脾气虚弱型）。

【临证加减】合并高血压、冠心病者加葛根、赤芍各20g，瓜蒌、川芎各15g。

【疗效】治疗2型糖尿病35例，临床治愈6例，显效15例，有效11例，无效3例，总有效率91.3%。

【来源】高瑞东. 从气虚辨治2型糖尿病35例. 吉林中医药, 1999, (4): 38

益气滋阴清热降糖汤

生地黄　生黄芪各15g　葛根　天花粉　玄参　牛膝　石斛各10g

黄连 8g

【用法】每日 1 剂,煎 2 次,取药汁 300ml,分 2 次服。

【功效】益气养阴,清热生津。

【适应证】**糖尿病(阴虚燥热证)。**

【临证加减】并发高血压或伴头晕、视力减退者,加白蒺藜、菊花、天麻、谷精草、决明子各 10g;有心脏病者,加太子参、茯苓、石菖蒲、远志、丹参各 10g;伴肾脏病变及泌尿系感染者,加猪苓、狗脊、萆薢、通草各 10g。

【疗效】治疗 65 例,显效 23 例,有效 40 例,无效 2 例,总有效率 96.92%。

【来源】林高荣. 益气滋阴清热降糖汤治疗糖尿病 65 例. 山东中医杂志,1997,(9):401

益肾健脾降糖方

生地 9~15g 山茱萸 9~12g 枸杞子 9~15g 黄芪 15~60g 山药 15g 白术 15g 苍术 15g 玄参 9~15g 葛根 15g 天花粉 30g 丹参 12g 麦冬 15g

【用法】每日 1 剂,煎 2 次,取药汁 300ml,分 2 次服。

【功效】益肾健脾,活血化瘀。

【适应证】**2 型糖尿病(肾虚脾弱,兼有血瘀证)。**

【临证加减】口渴甚者加沙参、玉竹;多尿者加桑螵蛸、益智仁、金樱子;便溏者加茯苓、泽泻、薏苡仁;疲倦乏力者加党参、黄精;夜寐多梦失眠者加茯神、酸枣仁;视物模糊者加旱莲草;四肢麻木者加桂枝、地龙、川牛膝。

【疗效】治疗 30 例,总有效率为 80%。

【来源】孙英新,王民和. 益肾健脾法与糖尿病. 山东中医学院学报,1995,(6):391-392

加味桃核承气汤

大黄 10～15g（后下）　芒硝 10g（冲服）　桃仁 12g　桂枝 6g
生地 24g　玄参 15g　甘草 3g

【用法】每日 1 剂，煎 2 次，取药汁 300ml，分 2 次服。

【功效】泄热通下，逐瘀活血。

【适应证】**2 型糖尿病病情未控制而空腹血糖较高，三多及便干便秘症状明显者（瘀热互结型）。**

【疗效】治疗 188 例，显效 53%，总有效率 80%。

【来源】熊曼琪，朱章志. 泻热逐瘀法治疗 2 型糖尿病的依据与作用探讨. 江西中医药，1996，（2）：20 - 21

地黄饮子

人参 9g　黄芪 24g　甘草 6g　生地 24g　熟地 12g　天冬 15g　麦冬 15g　石斛 15g　泽泻 9g　炒枳壳 9g　枇杷叶 6g

【用法】每日 1 剂，水煎服，分 2 次温服；患者服用煎剂的量不宜过少，一般一天不低于 600～800ml，若能以药代茶效果更佳。

【功效】滋阴益气，生津止渴。

【适应证】**糖尿病（气阴两虚证）。**

【临证加减】合并视网膜病变加平肝明目之品如菊花、草决明、枸杞子等。

【疗效】治疗 20 例，显效 5 例，有效 11 例，无效 4 例，总有效率为 80%。

【来源】刘玉琴. 地黄饮子方治疗气阴两虚型糖尿病 20 例临床观察. 上海中医药杂志，1995（8）：28

降糖活血方

生黄芪 30g　生地 30g　玄参 30g　丹参 30g　葛根 15g　苍术 15g　木香 10g　当归 10g　赤芍 15g　川芎 10g　益母草 30g

【用法】每日 1 剂，煎 2 次，取药汁 300ml，分 2 次服。8 周为一疗程。

【功效】益气养阴，活血化瘀。

【适应证】**2 型糖尿病（气阴两虚，血瘀阻络证）。**

【临证加减】口渴甚者加乌梅 10g、天花粉 30g；多食易饥者加玉竹 30g、熟地 30g；心悸、胸闷气短者加党参 10g、麦冬 10g、五味子 10g、菖蒲 10g、郁金 10g；烘热汗出者加黄芩 10g、黄连 5g；夜尿频数者加枸杞子 10g、川续断 10g、益智仁 10g、白果 10g；大便稀溏者加肉豆蔻 10g、诃子肉 10g、生薏苡仁 30g、芡实 10g；大便秘结者加白芍 30g、当归加到 15g，或火麻仁 10g、郁李仁 10g；腰膝酸痛者加川续断 10g、桑寄生 20g；视物模糊者加菊花 10g、青葙子 10g、木贼草 10g；阳痿加鹿角霜 10g、蜈蚣 3 条。

【疗效】治疗 63 例，显效 45 例（占 71.43%），有效 13 例（占 20.63%），无效 5 例（占 7.94%），总有效率 92.06%。

【来源】薛福玉. 降糖活血方治疗 2 型糖尿病血瘀证 63 例临床观察. 北京中医，1999，（2）：19 - 20

益气养阴汤

生黄芪 25g　麦冬 12g　天花粉 15g　沙参 15g　五味子 10g　益智仁 10g　黄连 5g　菝葜 15g

【用法】每日 1 剂，煎 2 次，取药汁 300ml，分 2 次服。

【功效】益气养阴。

【适应证】**糖尿病（气阴两虚证）。**

【临证加减】冠心病者加瓜蒌、丹参、川芎；身发痈疖者加银花藤、紫花地丁。

【疗效】治疗 38 例，临床治愈 15 例（39.5%），好转 20 例（52.6%），无效 3 例（7.9%），总有效率为 92.1%。

【来源】李德伟. 益气养阴汤治疗糖尿病 38 例. 湖南中医杂志，1991，（4）：38-39

谢氏降糖方

仙鹤草 50g　乌梅 20g　五味子 20g　绞股蓝 50g

【用法】每日 1 剂，煎 2 次，取药汁 300ml，分 2 次服。

【功效】养阴生津。

【适应证】**糖尿病（阴虚燥热，兼气阴两伤，阴阳俱虚证）**。症见：口渴多饮、消谷善饥、多尿、心烦、乏力、汗出、燥热等症。

【临证加减】肺热津伤者加黄连、天花粉、杏仁；胃热炽盛者加生石膏、生玉竹、知母；肾阴亏虚者加生玉竹、女贞子、山萸肉；气阴两亏者加人参叶、生玉竹、灵芝；阴阳两虚者加淫羊藿、生玉竹、白芍；兼风寒表证加生姜、葱白；兼风热表证加葛根、桑叶、牛蒡子；兼眩晕加苍术、丹参、酸枣仁、地骨皮。

【疗效】治疗组 35 例，显效 19 例，有效 13 例，无效 3 例，总有效率 91.4%。

【来源】谢麦棉. 自拟降糖方治疗 2 型糖尿病 35 例. 中国中西医结合杂志，2000，2（5）：375

益气滋阴降火汤

生黄芪 30g　西洋参（或太子参代）10g　山药 30g　白术　生地
玄参　丹皮　麦冬　五味子各 15g　山萸肉 20g　天花粉 30g

【用法】每日 1 剂，煎 2 次，取药汁 300ml，早晚空腹各服 1 次，20 天为一疗程。

【功效】益气滋阴降火。

【适应证】糖尿病（气阴两虚型）。

【临证加减】冠心病心痛者，加瓜蒌、三七、丹参之类。

【疗效】50 例中，用药 1 个疗程者 9 例，2 个疗程者 19 例，3 个疗程以上者 2 例。近愈 19 例（38%），有效 30 例（60%），无效 1 例（2%），总有效率 98%。

【来源】谢秉义. 益气滋阴降火法治疗糖尿病 50 例. 江苏中医，1992，（5）：13

活血化痰方

葛根 15g　丹参 30g　僵蚕 20g　川芎 20g　玄参 20g　生黄芪 20g

【用法】每天 1 剂，水煎 2 次，共取药汁 500ml，早晚分服。

【功效】化痰活血，益气养阴。

【适应证】2 型糖尿病（气阴两虚，痰瘀阻滞证）。症见：多伴体胖、乏力、胸闷、舌体大、舌质暗、苔浊腻等痰浊的表现。在其发展到一定程度，尤其是并发症时，常有肢体发凉、麻木、疼痛、面色晦暗、舌质淡暗、舌边有瘀斑等瘀血的表现。

【临证加减】血糖不降，加苍术 15g、荔枝核 20g；尿糖不降加乌梅 15g、天花粉 15g；尿有蛋白加知柏地黄丸口服；尿有酮体加黄芩 10g、黄连 6g；视物模糊加杞菊地黄丸口服；四肢麻木加鸡血藤 20g、木瓜 10g。

【来源】苗桂珍. 活血化痰方治疗 2 型糖尿病 26 例. 中国中西医杂志，2001，21（2）：144 - 145

施今墨方

苍术 12g　玄参 15g　生黄芪 20g　山药 20g　生地黄 20g　熟地黄 15g　党参 15g　麦冬 12g　五味子 10g　五倍子 10g　生龙骨 30g　茯苓 15g

【用法】每日 1 剂，煎 2 次，取药汁 300ml，分 2 次服。

【功效】滋阴清热，益气生津，敛气固精。

【适应证】2 型糖尿病（阴虚火盛证）。症见：烦渴多饮，多食善饥，口干舌燥，尿频量多，舌边尖红，苔薄黄少津，脉洪数。

【临证加减】尿糖不降，重用生地黄，加天花粉、乌梅；血糖不降，加人参白虎汤（重用知母、生石膏）；兼有高血压或冠心病、或夜间口干、舌如生刺者，加葛根、夏枯草、石斛、生山楂、丹参等；下身瘙痒，加知母、黄柏；皮肤瘙痒，加地肤子、苦参；失眠加炒枣仁、女贞子、首乌、白蒺藜；心悸加菖蒲、远志；大便溏薄，加莲子、芡实。

【疗效】治疗 60 例，总有效率 97.1%。

【来源】黄生为. 施今墨方治疗 2 型糖尿病 60 例临床观察. 2003，20（1）：32 – 33

四豆降糖饮

绿豆 100g 赤小豆 20g 扁豆 20g 薏苡仁 30g 黄连 9g 白豆蔻 5g（后下）

【用法】每日 1 剂，水煎沸 30 分钟，日 2 次，饭后温服。

【功效】清热利湿，健脾和胃。

【适应证】糖尿病（湿热蕴脾证）。症见：面色黄，油垢较多，身体困重，胸脘痞闷，疲乏无力，无明显的饥饿感，多食则脘痞腹胀，口苦或口淡或口甜，但饮水不多，多饮则脘腹闷胀不适，尿赤或清长，大便溏而不爽，舌红或淡红，舌苔黄腻。"湿热无定脉"，故脉象形态多样，但以濡、缓脉多见。

【来源】王彦晖. 湿热型糖尿病的中医证治. 福建中医学院学报，2003，13（3）：6

健脾养阴清热活血汤

山药 茯苓 猪苓 泽泻 石榴皮 地骨皮 白术 金银花 益母草各 15g 白芍 15～40g 黄芪 15～30g 三七 5～10g 当归 皂角刺各 5g 鸡内金 布渣叶各 12g

【用法】每天1剂，水煎2次，共取药汁300ml，分2次服。

【功效】健脾利湿，养阴降火，清热解毒，消食活血利水。

【适应证】**糖尿病（气阴两虚，兼有瘀血阻络证）**。症见：神疲乏力，腰酸腿软，五心烦热，多尿（或少尿），自汗盗汗，乏力气短，浮肿，舌质暗少津，或有瘀斑瘀点，脉细涩等。

【临证加减】病程长或兼有肾气虚者，加女贞子、菟丝子、肉苁蓉、覆盆子、金樱子；眼朦者加谷精草、枸杞子；四肢麻木者加王不留行、路路通。

【疗效】治疗50例，总有效率92%。

【来源】侯刚，倪佩卿，叶安娜，等. 健脾养阴清热活血法治疗2型糖尿病50例疗效观察. 新中医，2004，36（4）：34-35

清胃养阴汤

　　仙鹤草50g　　知母20g　　生石膏30g　　五味子20g　　黄连20g

【用法】每日1剂，煎2次，取药汁300ml，分2次服。

【功效】清热养阴生津。

【适应证】**2型糖尿病（燥热伤津，气阴两虚证）**。症见：口干欲饮，烦热，易疲乏，舌红，苔少，脉细。

【临证加减】肾阴亏虚者加女贞子、山茱萸、玉竹；气阴两亏者加人参叶、玉竹、灵芝；阴阳两虚者加淫羊藿、玉竹、白芍；肺热津伤者加天花粉、杏仁；兼风寒表证加生姜、葱白；兼风热表证加葛根、桑叶、牛蒡子；兼眩晕加苍术、丹参、酸枣仁、地骨皮。

【疗效】治疗35例，显效15例，有效18例，无效2例，总有效率94.29%。

【来源】王文波，王文颖. 清胃养阴法治疗2型糖尿病35例临床观察. 天津中医药，2005，22（4）：319

扶正活胰汤

黄芪30g 生地20g 生山药15g 山萸肉10g 茯苓15g 泽泻10g 丹皮10g 桑叶20g 天花粉20g 麦冬20g 知母15g 葛根15g 枸杞子15g 丹参15g 黄连6g

【用法】上药用1200ml凉水浸泡0.5小时，先武火煮沸，后文火维沸30分钟，滤出药液约350ml，二煎加热水沸后20分钟，取汁约250ml，两煎混合，分2次温服，餐后0.5小时服。

【功效】益气养阴，生津止渴，健脾补肾，理气活血。

【适应证】2型糖尿病（气阴两虚证）。症见：口渴多饮，多食、多尿、倦怠乏力、自汗、心悸心烦、失眠、腰酸、便秘、足麻。

【临证加减】若热盛明显，烦渴多饮，多食、便秘，舌红，苔黄，脉数者，可加黄芩10g，并重用黄连10g，知母20g。气虚甚者，倦怠、乏力、自汗、心悸，可加西洋参10g（或党参15g）、炒白术15g。后期伴阳虚者，畏寒肢冷、夜尿清长，可酌加熟附子6g、肉桂10g。血瘀甚者，舌淡暗有瘀斑，或唇舌色暗，可加川芎15g、当归15g、鬼箭羽15g。失眠明显者，可加百合20g、五味子15g、炒枣仁20g。

【来源】赵健美，赵建丽. 扶正活胰汤加减治疗2型糖尿病50例. 中国中医药现代远程教育，2006，（11）：17－18

清燥救肺汤加减

人参9g（或太子参30g） 桑叶9g 石膏30g 麦门冬15g 杏仁9g 胡麻仁15g 黄连9g 玄参15g

【用法】每日1剂，煎2次，取药汁300ml，分2次服。

【功效】清燥养阴。

【适应证】糖尿病（燥热伤肺证）。症见：烦渴多饮，口干咽燥，尿频量多，神倦乏力，舌红苔黄，脉洪数。

【临证加减】大便燥结者加生大黄 9g，芦荟 3g；头晕目眩者加珍珠母30g，白芍 30g，杭菊花 15g；若心火燔灼或移热于肺，兼见怔忡、心悸、不寐者，宜加养心清热之品，如生地黄、天花粉、酸枣仁、莲子心、五味子等。

【来源】王岩，彭丽娟. 程益春教授治疗糖尿病临床辨证论治经验. 福建中医药，2006，（2）：15－16

🪷 化积清热固冲降溢方

人参　红曲　生白术各 10g　代赭石（先煎）　怀牛膝各 30g　黄连 15g　大黄 6g

【用法】每日 1 剂，煎 2 次，取药汁 300ml，分 2 次服。

【功效】化积清热，固冲降溢。

【适应证】**肥胖型 2 型糖尿病（气虚阻滞，兼有郁热证）**。症见：神疲乏力，少气懒言，大便溏，不欲饮食，口干欲饮，腰膝酸痛等。

【临证加减】肝胃郁热加柴胡、黄芩各 10g；痰热伤津加天花粉、瓜蒌、知母各 10g；湿浊内蕴加清半夏、苍术各 10g；肺胃内热加生石膏 30g，知母 10g。

【来源】马忠军，耿晓云. 化积清热固冲降溢方治疗肥胖型 2 型糖尿病 50 例临床观察，新中医，2012，44（2）：41－43

🪷 二参二黄汤

黄芪　丹参　太子参各 25g　牡丹皮　红花　山药各 15g　生地黄15g　五味子　麦冬　黄精各 10g　大黄 15g

【用法】每日 1 剂，煎 2 次，取药汁 300ml，分 2 次服。

【功效】益气养阴，活血化瘀。

【适应证】**糖尿病（气阴两虚，兼有血瘀证）**。症见：口渴多饮、倦怠无力、多食易饥、手足心热，舌质暗红，有瘀点。

【疗效】治疗 37 例，有效 35 例，无效 2 例，总有效率 94.59%。

【来源】武静美，钟锦均，刘静. 二参二黄汤联合中医护理治疗糖尿病 37 例. 河南中医，2015，35（12）：3220 - 3221

固本益气滋阴汤

　　人参 30g　生地 30g　黄芪 30g　当归 30g　枸杞子 20g　金樱子 20g

【用法】每日 1 剂，煎 2 次，取药汁 200ml，分 2 次服。

【功效】气阴双补，活血降浊。

【适应证】**2 型糖尿病（气阴两虚，脾肾阳虚，痰热阻滞证）**。症见：口渴大量饮水，食量大，尿多，体重减轻，消瘦，五心烦热；咽干唇红；舌红苔薄白或苔少；脉沉细或细数；次症：尿频色黄；大便干；盗汗。

【来源】高敬贤. 固本益气滋阴汤对 2 型糖尿病胰岛 β 细胞保护功能的临床研究. 中华中医药学刊，2015，33（12）：3060 - 3063

疏肝理气方

　　柴胡　生地黄　白芍　麦冬各 15g　枳壳　玄参　郁金　香附各 10g　茯苓 12g　黄连 5g　知母 20g　牡丹皮　黄芩各 10g

【用法】每日 1 剂，煎 2 次，取药汁 300ml，分 2 次服。

【功效】疏肝理气，清热生津。

【适应证】**糖尿病（肝气郁结，化火伤津证）**。症见：头晕、心烦、失眠多梦、胸闷不舒、口苦咽干、多饮多尿、大便干、消瘦、舌质红、苔黄、脉弦数。

【来源】谢建芳. 疏肝理气中药方治疗消渴病 65 例临床观察. 新中医，2015，47（1）：89 - 90

❀ 降糖消渴方

知母　天花粉　石菖蒲各15g　鬼箭羽　石斛　黄连　川芎各10g

【用法】每日1剂，煎2次，取药汁300ml，分2次服。1个月为一疗程，一般治疗3个疗程。

【功效】养阴清热，行气活血。

【适应证】**2型糖尿病（阴虚燥热，气滞血瘀证）**。症见：身形消瘦、多饮、多尿、多食，心烦，舌红暗，少苔，脉细涩。

【临证加减】肝肾阴虚者加怀山药25g、熟地黄20g、枸杞子、山萸肉各15g；胃热炽盛者加玄参、栀子各10g，黄芩25g，生石膏、怀牛膝、麦冬各15g；肺热津伤者加葛根、地黄各25g，藕汁、麦冬各15g；气阴亏虚者加茯苓15g，甘草20g，怀山药25g，黄芪35g，白术、党参各10g。

【疗效】治疗组72例中显著有效63例，有效7例，无效2例，总有效率97.22%。

【来源】许迎烈，黄云胜. 降糖消渴方治疗2型糖尿病临床观察. 陕西中医，2015，36（12）：1608－1609

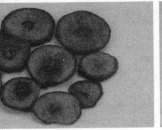 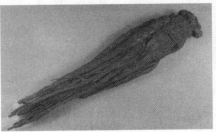 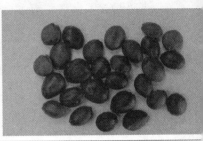

下　篇
糖尿病并发症

　　糖尿病是一组由多病因引起的以慢性高血糖为特征的终身性代谢性疾病。长期血糖增高，大血管、微血管受损并危及心、脑、肾、周围神经、眼睛、足等。据世界卫生组织统计，糖尿病并发症高达 100 多种，是目前已知并发症最多的一种疾病。糖尿病死亡者有一半以上是心脑血管所致，10％是肾病变所致。因糖尿病截肢的患者是非糖尿病的 10～20 倍。临床数据显示，糖尿病发病后 10 年左右，将有30％～40％的患者至少会发生一种并发症，且并发症一旦产生，药物治疗很难逆转，因此强调尽早预防糖尿病并发症。

第一章　糖尿病肾病

　　糖尿病肾病是糖尿病患者最重要的并发症之一，是由于糖尿病的长期高血糖，最终导致糖基化终末端产物的生成，最终形成对肾脏的不可逆损伤而形成的疾病。而近些年来，随着生活水平的上升，糖尿病患者的数量持续增多。据报道，2008年，中国有9200万糖尿病患者，2013年达到1.14亿，处于糖尿病前期的患者更是高达1.5亿，而血糖不正常的人有2.64亿。随着糖尿病患者的逐年增多，糖尿病肾病患者的比例也随之提高。由于多数患者没有很好地控制好血压和血糖，最终导致糖尿病肾病患者数量也持续增多。

❀ 芪蝉地黄汤

　　黄芪30g　蝉蜕15g　熟地15g　山萸肉10g　茯苓15g　益母草15g　白茅根30g　地龙10g

【用法】每日1剂，煎2次，取药汁300ml，分2次服。

【功效】益气滋阴，活血化瘀，消除尿蛋白，防止糖尿病肾病转化为肾功能衰竭。

【适应证】糖尿病肾病。

【临证加减】脾肾阳虚证加鹿角霜30g、淫羊藿20g、附子10g；脾肾阴虚证加生地15g、知母10g、丹皮10g、枸杞15g、菊花10g。以上各证中，水肿明显者加椒目10g、大腹皮15g、猪苓10g；小便涩痛不利者加车前仁（另包）15g、滑石（另包）30g；腰痛固定，舌质紫暗有瘀点，瘀血较明显者加丹参30g、三棱10g、三七（磨兑）10g；大便燥结者加大黄（后下）10g；脘闷纳呆者去熟地，加法半夏10g、厚朴10g、麦芽30g。

【疗效】治疗54例，显效34例，好转16例，无效4例，总有效率为92.5%。

【来源】白金柱. 芪蝉地黄汤治疗糖尿病肾病54例总结. 湖南中医杂志，1996，12（5）：10－11

健脾益肾泻浊化瘀方

　　红参20g　白术15g　茯苓15g　枸杞15g　菟丝子15g　陈皮10g
　　大黄15g　丹参15g　益母草15g　水蛭10g　薏苡仁20g　甘草10g

【用法】每日1剂，煎2次，取药汁300ml，分2次服。

【功效】健脾益肾，泻浊化瘀。

【适应证】糖尿病肾病致慢性肾功能不全（脾肾两虚，瘀水互结证）。症见：头晕、气短乏力、食少脘闷、恶心呕吐、腰膝酸软、舌质暗、苔白腻、脉细弱。

【临证加减】兼胃气上逆者加竹茹、法半夏、生姜；兼水肿者，合实脾饮或济生肾气丸；瘀血明显者加桃仁、红花。

【疗效】治疗34例，显效14例，占41.2%，有效13例，占38.2%，无效7例，占20.6%。

【来源】张传方，安雪梅，滕毅良，等. 健脾益肾、泻浊化瘀法治疗糖尿病肾病致慢性肾功不全的临床观察. 中医药学报，1996，（6）：18

牛蒡子淫羊藿汤

　　牛蒡子15g　淫羊藿15g　黄芪30g　丹参15g　石韦15g　益母草15g　熟地黄15g　山茱萸10g　茯苓15g　地龙15g　白茅根30g　黄连3g

【用法】每日1剂，煎2次，取药汁300ml，分2次服。

【功效】益气滋肾，利水消肿，活血化瘀。

【适应证】糖尿病肾病。

【临证加减】脾肾阳虚证加白术、附子、肉苁蓉、巴戟天各 10g；脾肾阴虚证加生地黄 15g、知母 10g、丹皮 10g、枸杞 15g、菊花 10g；水肿明显者加花椒 10g、大腹皮 15g、猪苓 10g、车前子 10g、泽泻 10g；腰痛固定，舌质紫暗有瘀点，瘀血较明显者丹参增至 30g，加三棱 10g、水蛭 12g；大便燥结者加火麻仁或大黄（后下）10g；脘闷纳呆、舌苔腻者去熟地黄，加法半夏 10g、厚朴 10g、麦芽 30g。

【疗效】治疗 108 例，显效 68 例，好转 32 例，无效 8 例，总有效率为92.5%。

【来源】李光荣. 牛蒡子淫羊藿汤治疗糖尿病肾病 108 例临床观察. 湖南中医杂志，1998，(6)：10 – 11

六味地黄汤合生脉散

生地 20～30g　玄参 20g　山茱萸 10g　丹皮 10g　枸杞子 10g　丹参 30g　太子参 15g　麦冬 10g　五味子 10g　葛根 15g　天花粉 30g

【用法】每日 1 剂，煎 2 次，取药汁 300ml，分 2 次服。

【功效】滋补肝肾，益气活血。

【适应证】糖尿病肾病（肝肾气阴两虚证）。症见：神疲乏力、少气懒言、五心烦热、口咽干燥、两目干涩、腰膝酸痛、眩晕耳鸣、心悸、自汗、便干、面足微肿。唇舌暗红，脉弦细。

【临证加减】若兼肺胃燥热，症见烦渴多饮加生石膏 30g，知母 10g；若兼下焦湿热，症见尿频、尿急、尿痛或小腹坠胀者加石韦、生地榆各 30g，萆薢 15g；若兼肝郁气滞者加柴胡、枳壳各 10g；若兼肢麻、胸闷刺痛、舌暗或有瘀斑加桃仁、赤芍、当归、川芎各 10g。

【来源】潘文奎，陈梦月. 糖尿病并发症的中医治疗. 中国社区医师，1998，(7)：25 – 27

🌸 春泽二仙汤

白术 10g　党参 15g　黄芪 30g　猪苓　茯苓各 30g　泽泻　泽兰各 15g　仙茅 10g　仙灵脾 10g　木瓜 30g　丹参 30g　益母草 30g

【用法】每日 1 剂，煎 2 次，取药汁 300ml，分 2 次服。

【功效】健脾温肾，利水消肿，佐以活血。

【适应证】**糖尿病肾病（脾肾气阳两虚证）**。症见：神疲乏力、腰膝酸痛、面足水肿、畏寒肢冷、或大便溏薄。舌胖暗有齿印，脉沉细无力。

【临证加减】若腹胀便溏加山药 30g，白术改 30g，黄连 6g，莲子 10g；若出现镜下血尿可加大、小蓟各 15～30g，藕节炭 10～15g，侧柏叶 10g，三七粉 3g（冲服）；恶心呕吐加陈皮、半夏、竹茹各 10g；口干便秘加大黄 8～10g，生地 20g，麦冬 10g；若面色萎黄、口唇淡白少华加当归、枸杞、阿胶各 10g。

【来源】潘文奎，陈梦月. 糖尿病并发症的中医治疗. 中国社区医师，1998，（7）：25－27

🌸 益肾方

黄芪 30g　生地 20g　玄参 15g　丹参 15g　党参 15g　金樱子 10g　赤芍 10g　益母草 15g　牛膝 10g

【用法】每日 1 剂，煎 2 次，取药汁 300ml，分 2 次服。

【功效】益气养阴活血。

【适应证】**糖尿病肾病（气阴两虚、瘀血及水湿内停证）**。症见：四肢乏力，腰膝酸软，肢体麻木、腰痛、下肢浮肿、五心烦热、脉细涩等。

【临证加减】有水肿者加大腹皮 15g、茯苓皮 15g。

【疗效】治疗 22 例，完全缓解 8 例，基本缓解 6 例，好转 6 例，无效 2 例。

【来源】李天虹，闫湘濂，韦秀珍. 益肾方治疗糖尿病肾病的临床研究. 黑龙江医药科技，1999，29（1）：54－55

❀ 补阳还五汤加味

黄芪30g 当归尾 赤芍 熟地黄 枸杞 山茱萸各10g 地龙 川芎 桃仁各8g

【用法】每日1剂，煎2次，取药汁300ml，分2次服。1个月为1个疗程，治疗1~2个疗程。

【功效】补气活血，通络养阴。

【适应证】**糖尿病肾病（气虚、阴亏、血瘀证）**。症见：乏力，腰酸，舌质紫暗或淡暗，舌边有瘀点或瘀斑。

【疗效】治疗30例，总有效率86.7%。

【来源】王勇，王亿平. 补阳还五汤为主治疗糖尿病肾病30例. 安徽中医学院学报，1999，18（4）：21-22

❀ 降糖理肾方

山萸肉 山药 仙鹤草各15g 生黄芪30g 熟地 五倍子 连皮茯苓 制首乌 大黄（后下） 淫羊藿 丹参各10g

【用法】每日1剂，煎2次，取药汁300ml，分2次服。10剂为一疗程。

【功效】健脾益肾，降糖活血。

【适应证】**糖尿病肾病（脾肾两虚，肾气不固证）**。

【临证加减】并发冠心病加川芎10g，降香5g；并发眼病加枸杞子、菊花各10g；并发高血脂加葛根、炒苍术、生山楂10g；并发高血压加天麻、川牛膝、钩藤10g。

【疗效】治疗40例，临床痊愈20例，显效17例，无效3例，总有效率92.5%。

【来源】郝明强. 降糖理肾方治疗糖尿病肾病40例. 四川中医，2000，18（10）：21

糖肾灵

生地黄 10g　熟地黄 10g　山药 15g　山茱萸 10g　泽泻 20g　丹皮 10g　茯苓 10g　莪术 30g　益母草 20g　生大黄 10g　熟附子 10g　炙黄芪 15g　川牛膝 15g

【用法】加水 1000ml，煎成 400ml，每次服 20ml，每日 3 次，饭后服。

【功效】益肾活血，温阳泄浊。

【适应证】**糖尿病肾病（肾虚血瘀，邪浊泛滥证）。**

【疗效】治疗 30 例，显效 13 例，有效 15 例，无效 2 例。

【来源】周文卫，李卓伶．"糖肾灵"治疗糖尿病肾病慢性肾功能不全 30 例．上海中医药杂志，2000，(12)：21 - 22

保肾汤

太子参　黄芪各 15g　生地黄　山药　丹参各 12g　茯苓　当归各 10g　益母草　赤小豆各 30g

【用法】每日 1 剂，煎 2 次，取药汁 300ml，分 2 次服。30 天为 1 个疗程，最多 2 个疗程。

【功效】培补脾肾，活血化瘀。

【适应证】**糖尿病肾病（气虚血瘀证）。**症见：头晕、神疲、乏力、纳少、身肿、尿少、面色㿠白或苍白、舌质淡或淡暗、苔白、脉沉细等。

【临证加减】水肿明显加泽泻 10g、车前子 12g；恶心、呕吐加半夏 10g、砂仁 6g；纳差腹胀加陈皮 10g、木香 6g。

【疗效】治疗 48 例，显效 12 例，有效 31 例，无效 5 例。总有效率 89.6%。

【来源】贺俭．保肾汤治疗糖尿病肾病 48 例临床观察．新中医，2000，32（2）：27 - 28

化痰活血通络汤

苍术　胆南星　半夏各10g　薏苡仁15g　佩兰10g　桔梗6g　僵蚕　地龙　川芎各10g

【用法】每日1剂，煎2次，取药汁300ml，分2次服。

【功效】化痰活血，补益肝肾，益气健脾。

【适应证】**糖尿病肾病（肾阴阳亏虚，痰瘀阻络证）**。

【临证加减】痰湿重半夏改用姜半夏，加厚朴、砂仁；痰热重加桑白皮、黄芩、全栝楼；早期伴肝肾阴虚去胆星、苍术、半夏，加首乌、桑椹子；中期伴脾肾两虚加太子参、白术、山茱萸、金樱子；晚期浊毒潴留加生大黄；伴水肿加茯苓皮、车前子、益母草。

【疗效】治疗82例，显效10例，有效56例，无效16例，总有效率80.49%。

【来源】许陵冬，郭惠芳. 化痰活血通络法治疗糖尿病肾病82例. 辽宁中医杂志，2000，27（1）：17－18

降糖固肾汤

黄芪30g　生地黄15g　山药15g　附子（先煎）9g　山茱萸12g　益母草15g

【用法】每日1剂，煎2次，取药汁300ml，分2次服。1个月为一疗程。

【功效】补脾益肾，培元固本。

【适应证】**糖尿病肾病（气阴两亏、五脏虚损证）**。症见：心烦口渴，神疲乏力，腰膝酸软，心悸失眠，浮肿便溏，舌质暗淡，脉细数沉弱。

【疗效】治疗32例，3个疗程统计疗效。显效7例（21.88%），有效21例（65.62%），无效4例（12.50%），总有效率87.50%。

【来源】赵聚宾，薛玉凤，夏欣，等. 降糖固肾汤治疗糖尿病肾病的疗效观察. 河北中医，2000，22（11）：811－812

糖肾康

黄芪 山药各30g 党参 白术 茯苓 麦冬 玄参 山茱萸 川芎各10g 枸杞子 丹参 益母草各15g

【用法】每日1剂，煎2次，取药汁300ml，分2次服。

【功效】益气养阴，活血补肾。

【适应证】**糖尿病肾病（气阴两虚，脉络瘀阻证）。**

【疗效】治疗23例，显效10例，有效10例，无效3例，有效率86.9%。

【来源】刘怀珍，韩瑞英. 糖肾康对糖尿病肾病尿蛋白的影响. 安徽中医学院学报，2000，19（4）：12－14

糖肾消

冬虫夏草（研末，冲）1.5g 山茱萸15g 山药20g 菟丝子20g 桃仁15g 生牡蛎30g 益母草30g 桑螵蛸20g 丹参30g

【用法】每日1剂，煎2次，取药汁300ml，分2次服。

【功效】补肾活血，固涩软坚。

【适应证】**糖尿病肾病（肾虚血瘀证）。**

【临证加减】水肿者加泽泻15g，大便秘结者加酒大黄15g。

【疗效】治疗52例，显效46例，有效4例，无效2例，总有效率96.1%。

【来源】杜积慧，王卫平，孙志升. 糖肾消治疗2型糖尿病早期肾病52例. 山东中医杂志，2000，19（6）：335－336

通络益肾合剂

制大黄10g 丹参30g 川芎15g 益母草15g 牛膝10g 党参12g 菟丝子15g 何首乌12g

【用法】取水1000ml浸泡3小时后采用蒸气浓缩煎煮法，取药200ml，按等量分早、晚2次服用，每日1剂。

【功效】活血化瘀，通络益肾。

【适应证】糖尿病肾病（瘀血阻滞，脾肾不足证）。

【疗效】治疗40例，显效11例，有效18例，无效11例。总有效率72.5%。

【来源】林芝韵. 通络益肾合剂治疗糖尿病肾病临床观察. 上海中医药杂志，2000，(8)：10－11

温肾通阳汤

熟附子9g（先煎） 肉桂2g 杜仲9g 续断9g 党参20g 丹参20g 川牛膝12g 桂枝9g 桃仁 红花（各）5g 茯苓12g 玉米须30g 生地黄15g 土茯苓20g 生甘草5g

【用法】每日1剂，煎2次，取药汁300ml，分2次服。

【功效】温补肾阳，活血化瘀，通达阴阳，利尿泻浊。

【适应证】糖尿病肾病（阳气亏虚，血脉闭阻，湿毒内蕴证）。

【临证加减】大便干燥者加生大黄10g。

【疗效】治疗36例，显效18例，有效12例，无效6例，显效率50.0%，总有效率83.3%。

【来源】胡大勇. 温肾通阳法治疗慢性肾功能不全36例. 江苏中医，2000，21(4)：20－21

养阴补肾活血化瘀汤

黄精 枸杞各10～15g 鸡血藤 丹参 益母草各10～15g 白茅根 葛根各30g

【用法】每日1剂，煎2次，取药汁300ml，分2次服。

【功效】养阴补肾，活血化瘀。

【适应证】**糖尿病肾病（肾虚血瘀证）**。

【临证加减】尿检出白细胞时，重用白茅根，加蒲公英、芦根、鸭跖草；尿检出红细胞时，加用茜草、仙鹤草、小蓟；尿糖和血糖高时加黄连、玄参。

【疗效】治疗 18 例，显效 12 例，有效 4 例，无效 2 例，总有效率88.9%。

【来源】涂春林. 养阴补肾活血化瘀治糖尿病肾病. 江西中医学院学报, 2000, 12（3）：24

益气复胰汤

柴胡 10g　佛手 10g　黄芪 50g　淮山药 30g　茯苓 15g　山萸肉 15g　丹参 20g　枸杞子 15g　三七 15g

【用法】每日 1 剂，煎 2 次，取药汁 300ml，分 2 次服。3 个月为 1 个疗程，共观察 4 个疗程。

【功效】疏肝调气，益气活血，健脾补肾。

【适应证】**糖尿病肾病（气滞血瘀证）**。

【临证加减】兼阳虚者加肉桂、附子；兼阴虚者加丹皮、白芍。

【疗效】治疗 136 例，治愈 32 例，显效 77 例，无效 27 例，总有效率80.15%。

【来源】陈裕传，赵新安. 益气复胰汤治疗糖尿病肾病 136 例. 河南中医药学刊, 2000, 15（3）：11–12

益气活血汤

黄芪 40~60g　川芎　当归　丹皮　桃仁各 10g　丹参　赤芍　红藤　益母草　半枝莲　石韦各 30g　党参 15g

【用法】水煎每日 1 剂，日分 3 次温服，2 个月为 1 个疗程。

【功效】益气活血，利水消肿。

【适应证】**糖尿病肾病**。①气阴两虚证。症见：口干舌燥，烦渴多饮，消瘦乏力，尿频清长，尿浊且甜，腰酸腿软，舌淡暗少苔，脉细数。②脾肾气（阳）虚证。症见：小便频数清长或少尿，面色白，腰膝酸软，肢体浮肿，舌淡胖苔白，脉滑细。③阳衰湿瘀证。症见：神疲乏力，胸闷憋气，头晕目眩，面色白，小便少，腰膝酸软，肢体浮肿，舌淡胖苔黄腻，脉滑数。

【临证加减】气阴两虚证去党参，加太子参、生地、山药、金樱子；脾肾气虚证加制附子、肉桂；阳衰湿瘀证加何首乌、半夏、淫羊藿、泽泻；烦热口渴者加知母、石膏；皮肤瘙痒者加白鲜皮、地肤子、苦参。

【疗效】治疗 22 例，显效 8 例，有效 11 例，无效 3 例，总有效率为 86.4%。

【来源】丁益. 益气活血法治疗糖尿病肾病疗效观察. 湖北中医杂志, 2000, 22 (11)：14

益气养阴汤

冬虫夏草菌丝10g　黄芪30g　党参20g　茯苓20g　麦冬15g　沙参15g　枸杞子10g　女贞子15g　益母草30g　丹参30g

【用法】每日 1 剂，煎 2 次，取药汁 300ml，分 2 次服。6～8 周为 1 个疗程。

【功效】益气健脾，滋阴补肾为主，佐以活血化瘀。

【适应证】**糖尿病肾病（气阴两虚证）**。症见：口干舌燥、失眠健忘、神疲乏力、夜尿频多、下肢浮肿、肢体酸痛、舌质淡暗、舌苔薄白、脉细弱等。

【疗效】治疗 27，显效 5 例，有效 18 例，无效 4 例，总有效率85%。

【来源】张小娟. 益气养阴法治疗糖尿病肾病的近期临床疗效. 广东医学, 2000, 21 (1)：71-72

真武汤加减

熟附子10g（先煎）　白术6g　茯苓9g　芍药9g　生姜9g　丹参

9g 泽兰 8g

【用法】每日 1 剂，首煎加水 400ml 煎取 150ml，次煎加水 200ml 煎取 100ml，混合后分 3 次服。

【功效】温阳益肾，化气行水，活血化瘀。

【适应证】**糖尿病肾病（肾虚血瘀证）**。症见：形体消瘦，神疲乏力，心悸气短，头晕目眩，手足麻冷，小便不利，下肢颜面浮肿，视物昏花，阳痿经闭，舌淡暗或瘀斑，苔白，脉沉细。

【临证加减】气虚明显者加党参、黄芪；气滞中满者加柴胡、枳壳、厚朴；血瘀较著者加桃仁、红花、三棱、莪术等；阴虚较甚者加麦冬、黄精、玄参；兼有热毒者加银翘、黄芩、黄连，去生姜；虚风内动者加木瓜、钩藤、羚羊角；浊毒伤神加人参、珍珠母、大黄。

【疗效】早期15例，显效4例，占27%；好转8例，占53%；有效2例，占13%；无效1例，总有效率93%。中期10例，好转6例，占60%；有效2例，占20%；无效1例，死亡1例，总有效率达80%。晚期5例，好转1例，占20%；有效2例，占40%，总有效率达60%；无效1例，死亡1例。

【来源】方连顺. 真武汤加减治疗糖尿病肾病30例. 福建中医药，2000，31（3）：34－35

参芪地黄活血汤

　　黄芪 30～50g　党参 15g　茯苓　山药　泽泻　丹皮各 10g　生地　熟地各 15g　益母草 30g　丹参　川芎各 10g

【用法】每日 1 剂，煎 2 次，取药汁 300ml，分 2 次早晚空腹服用，1 个月为 1 疗程，连续服用 2 个疗程。

【功效】补气健脾，益气固脱，活血化瘀。

【适应证】**糖尿病肾病（气阴两伤，瘀血内阻证）**。

【临证加减】偏阳虚者加肉桂、附子、仙灵脾、菟丝子等；偏阴虚者加麦冬、枸杞子、黄精等；水肿明显按之凹陷者，加车前子、猪苓、桂枝等；大量蛋白尿加金樱子、芡实、五倍子等；咳嗽痰多不能平卧者加葶苈子、杏仁、陈皮、半夏等；有湿毒内浸者加白花蛇舌草、公英、石韦等。并以优质低蛋白饮食。

【疗效】治疗 12 例，显效 4 例，有效 7 例，无效 1 例，总有效率达 90%。

【来源】王惠敏，吴秀君，包阳，等. 中西医结合治疗老年糖尿病肾病 12 例. 内蒙古中医药，2000（3）：28

🪷 糖肾合剂

黄芪 30g　丹参 20g　三七 3g　山楂 15g　知母 10g　益母草 10g　大黄 4.5g　葛根 10g　生地黄 15g

【用法】加水 1000ml，煎至 300ml，早中晚餐前 0.5 小时分 3 次服用。

【功效】补气活血。

【适应证】**糖尿病肾病（气虚血瘀证）**。症见：多饮、多尿，腰膝酸软、下肢浮肿、肢体麻木或有虫爬感，舌质暗淡或见瘀点，脉细涩。

【来源】余宗阳，庄永泽，戴西湖，等. 中西医结合治疗糖尿病肾病的应用. 福州总医院学报，2000，7（1）：36－37

🪷 舒肝健脾活血汤

薄荷 6g（后下）　苍术 10g　木瓜　乌梅各 12g　黄芪　山药　醋白芍　玄参　白蒺藜　丹参　益母草　地锦草各 30g

【用法】每日 1 剂，水煎，取汁 600ml，分 2 次服用。

【功效】舒肝健脾活血。

【适应证】**糖尿病肾病（肝郁脾虚血瘀证）**。

【疗效】治疗 50 例，显效 20 例，有效 26 例，无效 4 例，总有效率 92%。

【来源】余成林. 自拟舒肝健脾活血汤为主治疗 2 型糖尿病 50 例. 湖南中医药导

报，2000，6（12）：15-16

补肾活血方

黄芪　丹参各20g　熟地黄　山药　山茱萸各15g　川芎　赤芍

益母草　当归　水蛭　菟丝子各10g

【用法】水煎服，每日1剂，30日为1个疗程，共服2个疗程。

【功效】补肾活血。

【适应证】**糖尿病肾病（气阴两虚，肾虚血瘀证）。**

【临证加减】水肿加车前子；脾肾阳虚加仙茅、淫羊藿；阴虚口渴加天花粉、麦门冬；血压高加天麻、钩藤。

【疗效】治疗60例，显效34例，有效22例，无效4例，总有效率93.3%。

【来源】崔宇晨. 补肾活血方治疗早期糖尿病肾病60例. 河北中医，2005，27（2）：99

蜂贝化瘀方

黄芪18g　黄精15g　丹参20g　葛根15g　浙贝母10g　生地12g

菟丝子24g　蜂胶12g（烊）

【用法】日1剂，加水至1000ml，煎至300ml，分2次服用，连服8周。

【功效】活血化瘀，软坚散结，补肾益气。

【适应证】**糖尿病肾病（气阴两虚，瘀血阻脉证）。**

【疗效】治疗组36例，显效4例（11.1%），有效25例（69.4%），无效7例（19.4%），总有效率为80.6%。

【来源】曹卫华，黄丽红，郭民，等. 蜂贝化瘀方治疗糖尿病肾病的临床观察. 中国中西医结合杂志，2005，25（11）：1022-1023

🪷 化瘀利水方

　　黄芪　山药　丹参各30g　泽兰　生地黄　泽泻　茯苓各20g　当归15g

【用法】水煎，口服，每次50~100ml，每日3次，疗程2个月。

【功效】化瘀利水。

【适应证】糖尿病肾病（气阴两虚兼湿瘀阻滞证）。症见：神疲乏力，腰膝酸软，头晕，视物模糊，胸闷气短，消瘦口干，面色㿠白或双下肢胫前皮肤色素沉着，肢体麻木，眼睑浮肿或双下肢水肿，大便干结，尿频量少，汗出明显、易外感，舌质暗淡或有瘀斑，苔白，脉细涩。

【来源】李锋，李晓苗，王汉民，等. 化瘀利水方治疗糖尿病性肾病53例临床观察. 安徽中医学院学报，2005，24（3）：15－17

🪷 降糖保肾方

　　党参20g　熟地12g　丹参　川芎　五味子　当归　白芍　牛膝各15g　地龙12g　山药　白术各15g　山萸肉　肉桂各10g　甘草3g

【用法】每日1剂，煎2次，取药汁300ml，分2次服。

【功效】益气活血通络。

【适应证】糖尿病肾病（脾肾两虚，湿浊内停，心脾两虚证）。

【临证加减】水肿明显加用茯苓皮、冬瓜皮；尿量多而混浊，加用益智仁、桑螵蛸等。

【疗效】治疗40例，治愈6例，显效14例，有效15例，无效5例，总有效率87.5%。

【来源】魏晓娜，杨芸芳，王刚. 降糖保肾方为主治疗糖尿病肾病40例临床观察. 河北中医药学报，2005，20（5）：10－12

糖肾康方

太子参 黄芪各30g 苍术 茯苓 泽泻 桑寄生 怀牛膝 玄参 丹参各15g 地黄 山药 益母草各20g 山茱萸 桃仁各10g

【用法】每日1剂，煎2次，取药汁300ml，分2次服，共服3个月。

【功效】益气养阴，健脾补肾，活血利水。

【适应证】Ⅳ期糖尿病肾病（气阴两虚，脾肾亏损证）。

【临证加减】浮肿较明显者加车前子、猪苓各20g；偏湿热者加黄连、知母；阴虚较甚者加女贞子、麦冬；阳虚畏寒者加淫羊藿、肉苁蓉；血肌酐、尿素氮升高者加制大黄。

【疗效】治疗40例，显效12例，有效22例，无效6例，总有效率为85%。

【来源】徐成兴，胡蕴刚. 糖肾康方治疗Ⅳ期糖尿病肾病40例疗效观察. 上海中医杂志，2005，39（5）：22-24

益气活血补肾方

黄芪15g 太子参15g 陈皮6g 枳壳9g 仙灵脾9g 菟丝子9g 枸杞12g 甘草6g 葛根9g 益母草15g 丹参15g 牛膝9g

【用法】每日1剂，煎2次，取药汁300ml，分2次服。

【功效】益气养阴补肾，活血化瘀。

【适应证】糖尿病肾病早期（气阴两虚，兼有血瘀证）。

【来源】钱秋芳，史正芳，陈云燕，等. 益气活血补肾方治疗早期糖尿病肾病的临床研究. 疑难病杂志，2005，4（5）：279-281

克糖5号方

黄芪 菟丝子 干地黄 山药各15～30g 山萸肉 茯苓各12～

20g　生水蛭2~5g（研粉装胶囊分吞）　　僵蚕　泽泻各10~15g

【用法】每日1剂，煎2次，取药汁300ml，分2次服。1个月为一疗程。

【功效】补肾益气，活血化瘀，化痰通络。

【适应证】糖尿病肾病（脾肾气虚证、水瘀互结证）。

【临证加减】正气虚甚加人参或太子参；头晕目眩，血压高者加生龙牡、怀牛膝；浮肿加白术、猪苓、车前子；畏寒肢冷加制附子、仙茅、仙灵脾；腰膝酸软加杜仲、续断、桑寄生；尿蛋白（+）以上持续难消者加大水蛭、僵蚕用量，并加芡实、金樱子；蚁行感、痒甚者，重用僵蚕；瘀滞证候或舌质瘀斑明显者，重用水蛭；视网膜病变者加服石斛夜光丸。

【疗效】治疗糖尿病肾病52例，总有效率达75%；36例合并高血压者，其中31例基本控制在正常范围，达85.9%。

【来源】孙锡高. 52例糖尿病肾病治疗观察. 中国乡村医药，1999，6（1）：35-36

🪷 益肾固精方

黄芪30g　山药30g　金樱子30g　覆盆子30g　芡实30g　丹参15g　牛膝15g　杜仲10g　六月雪30g　玉米须30g

【用法】每日1剂，煎2次，取药汁300ml，分2次服。

【功效】健脾益肾，固摄精微，行瘀利水。

【适应证】糖尿病肾病（脾肾气虚、水湿内停证）。

【临证加减】伴口干烦躁者加知母、石膏、天花粉；伴腰膝酸软怕冷者加仙灵脾、菟丝子、牛膝、杜仲、六月雪、玉米须；伴口干烦烦躁者加知母、石膏、天花粉；伴眩晕肢麻者加天麻、葛根。

【疗效】效果显著。

【来源】姜华. 益肾固精方合胰激肽原酶片治疗糖尿病肾病疗效观察. 现代中西医结合杂志，2005，14（8）：990

糖肾方

生黄芪 30g　太子参 15g　麦冬 15g　五味子 10g　女贞子 15g　旱莲草 15g　黄精 10g　芡实 20g　金樱子 20g　苍术 10g　白术 10g　茯苓 15g　泽兰 15g　泽泻 15g　丹参 30g　赤芍 30g

【用法】每日 1 剂，煎 2 次，取药汁 300ml，分 2 次服。

【功效】益气养阴，健脾补肾，活血利水。

【适应证】**糖尿病肾病（气阴两虚，瘀血内阻证）。**

【疗效】治疗 36 例，显效 12 例，有效 21 例，无效 3 例，总有效率 91.7%。

【来源】马力，胡婕. 自拟糖肾方配合西药治疗糖尿病肾病 36 例临床观察. 北京中医 2005，24（5）：263－265

糖肾平

黄芪 20g　淮山药 20g　生地 15g　丹参 15g　枸杞子 15g　川芎 10g　当归 10g　麦冬 10g

【用法】每日 1 剂，水煎至 300ml，分 2 次口服。

【功效】益气养阴，活血补肾。

【适应证】**糖尿病肾病（气阴两虚及血瘀证）。**

【临证加减】血压大于 18.6/12kPa 者，加服尼群地平 10mg，每日 3 次。

【疗效】治疗 57 例，显效 25 例，有效 26 例，无效 6 例，总有效率 89.4%。

【来源】洪银芳. "糖肾平"治疗糖尿病肾病 57 例临床观察. 江苏中医药，2005，26（7）：19－20

补肾活血降浊方

熟地 30g　山萸肉 15g　山药 10g　茯苓 12g　泽泻 10g　酒大黄

10g 丹参 30g 全蝎 10g 地龙 10g

【用法】每日 1 剂,煎 2 次,取药汁 300ml,分 2 次服,10 天为 1 个疗程。

【功效】补肾活血,祛毒降浊。

【适应证】糖尿病肾病肾衰竭期(肾元亏虚,瘀血、浊毒内蕴证)。

【临证加减】胃寒重或腹泻、苔白者可加制附子、仙灵脾、肉桂、砂仁;外感明显者,加蝉蜕、荆芥;大便秘结,热毒内盛,加重大黄,或加黄连;贫血严重加黄芪、当归、首乌;血压高者加天麻、钩藤、夏枯草;浮肿尿少加车前草等。

【来源】吉春玲. 补肾活血与降浊祛毒法治疗糖尿病肾病肾衰竭的临床观察. 中国中西医结合肾病杂志,2005,6(8):487-488

🪷 糖肾宁汤

黄芪 30g 太子参 12g 淮山药 15g 茯苓 15g 熟地黄 12g 生地黄 20g 黄精 12g 金樱子 20g 芡实 20g 制大黄 15g 丹参 15g 水蛭 6g 当归尾 20g 益母草 30g

【用法】每日 1 剂,煎 2 次,取药汁 300ml,分 2 次服。

【功效】益气养阴健脾,养血活血祛瘀。

【适应证】糖尿病肾病(气阴两虚,兼有血瘀证)。

【疗效】治疗 20 例,显效 8 例,有效 6 例,无效 6 例,总有效率 70%。

【来源】张丽萍,徐洪波. 糖肾宁汤治疗临床期糖尿病肾病的临床观察. 中国中西医结合肾病杂志,2005,6(7):409-411

🪷 通络保肾汤

水蛭 3g~10g 当归 20g 红花 10g 生牡蛎 30g(先煎) 生地 15g 女贞子 10g 山萸肉 1g 芡实 10g 天花粉 10g 黄芪 15g 西洋

参 10g（另煎兑入）或太子参 30g　砂仁 10g（后下）

【用法】每日 1 剂，煎 2 次，取药汁 300ml，分 2 次服。

【功效】通络保肾。

【适应证】**糖尿病肾病（气阴两虚，兼有血瘀证）。**

【临证加减】血尿重者加白茅根、炒蒲黄；尿少水停浮肿甚者加大腹皮、车前子；下焦湿热者加通草、黄柏；中焦湿热者加黄连、竹茹；腑气不通者加大黄；热毒者加五味消毒饮；皮肤瘙痒者加地肤子、蛇蜕、防风。

【疗效】治疗 64 例，显效 12 例，有效 31 例，无效 21 例，总有效率 67.2%。

【来源】卢国莲. 通络保肾汤治疗糖尿病肾病 128 例. 中国中医基础医学杂志，2005，13（1）：227

益肾活血汤

当归 15g　黄芪 30～60g　山茱萸 10g　山药 30g　川芎 10g　泽泻 15g　丹参 12～15g　三七 8～10g

【用法】每日 1 剂，煎 2 次，取药汁 300ml，分 2 次服。

【功效】益气固肾，活血通络。

【适应证】**糖尿病肾病（脾肾不足，气阴两虚，兼有血瘀证）。**

【疗效】治疗 39 例，血糖下降显效 30 例，有效 5 例，无效 4 例，总有效率 89.7%；尿蛋白降低显效 32 例，有效 3 例，无效 4 例，总有效率 89.7%；血清肌酐降低显效 29 例，有效 7 例，无效 4 例，总有效率 89.7%。

【来源】蒋映明. 益气固肾活血法治疗糖尿病肾病. 广西中医学院学报，2005，8（2）：12－13

益气活血滋肾方

黄芪 20g　当归 12g　枸杞子　女贞子　金樱子各 15g　墨旱莲

12g　益母草20g

【用法】每日1剂，煎2次，取药汁300ml，分2次服。

【功效】益气活血滋肾。

【适应证】糖尿病肾病（气阴两虚，瘀血阻络证）。

【临证加减】腰膝酸软加杜仲15g、桑寄生12g；疲乏无力加太子参12g；口干咽燥加知母12g、玄参12g；夜尿频多加桑螵蛸、益智仁各15g；下肢浮肿加茯苓12g；舌暗有瘀斑加水蛭3g。

【疗效】治疗30例，显效10例，有效15例，无效5例。总有效率88.33%。

【来源】刘爱霞. 益气活血滋肾法治疗糖尿病肾病疗效观察. 辽宁中医学院学报，2005，7（5）：462

🪷 益肾泄毒祛瘀汤

黄芪30g　干地黄20g　大黄10g（后下）　　山萸肉15g　山药10g
川黄连4g　半枝莲15g　水牛角15g（先煎）　　赤芍10g　丹皮10g
茯苓10g　泽泻10g　苏叶6g　石决明15g（先煎）　　柴胡8g　姜黄10g　甘草3g

【用法】每日1剂，煎2次，取药汁300ml，分2次服。

【功效】补肾健脾，益气养阴，泄毒祛瘀，疏肝解郁，凉血散血。

【适应证】糖尿病肾病早期（脾肾气阴两虚，浊毒瘀阻证）。症见：气短乏力、腰膝酸痛、纳差、腹胀、口干咽燥、面色晦暗、浮肿、夜尿清长或尿少色黄；可见面色少华、手足心热、恶心呕吐、身重困倦、皮肤干燥、肌肤甲错、大便稀或干；舌淡有齿痕、脉沉细或舌色紫暗、有瘀点或舌淡红，苔厚腻。

【疗效】治疗30例，显效14例，有效11例，无效5例，总有效率为83.3%。

【来源】薛青，王小娟，鲁红云，等. 益肾泄毒祛瘀汤治疗2型糖尿病早期肾病的

临床观察. 中国中药杂志, 2005, 30 (22)：1786 - 1787

益元保肾方

熟地 15g　太子参 20g　山茱萸 6g　枸杞子 10g　黄芪 15g　杜仲 10g　丹参 20g　黄连 6g　玉米须 10g　牛膝 10g

【用法】水煎服，每日 1 剂，分 3 次服用。

【功效】益气养阴，补肾活血。

【适应证】**糖尿病肾病（气阴两虚夹瘀证）。**

【疗效】治疗 27 例，显效 18 例，有效 2 例，无效 4 例，总有效率 74%。

【来源】李相友，夏瑗瑜，张野，等. 益元保肾方配合福辛普利治疗早期糖尿病肾病的临床研究. 中国中西医结合肾病杂志, 2005, 6 (4)：212 - 214

糖肾康汤

黄芪 30g　当归 12g　生地 10g　麦冬 10g　丹参 15g　川芎 10g　五味子 10g　五倍子 10g

【用法】每日 1 剂，煎 2 次，取药汁 300ml，分 2 次服，疗程为 8 周。

【功效】气阴双补，活血祛湿。

【适应证】**糖尿病肾病早期（气阴两虚夹瘀，兼有湿热证）。**

【来源】王培红，陈晓丽. 自拟糖肾康汤治疗早期糖尿病肾病的临床观察. 山西医药杂志, 2005, 34 (10)：873 - 874

糖肾汤

生黄芪 20 ~ 30g　葛根 15 ~ 20g　五味子 10 ~ 20g　生鸡内金 6g（打碎）　芡实 10 ~ 15g　茯苓 15 ~ 20g　黄精 10 ~ 20g　泽兰 15 ~ 20g　水蛭（颗粒剂）6g（冲服）

【用法】水煎，每日 1 剂，分早、晚 2 次口服。

【功效】滋补肝肾，益气养阴，活血通脉。

【适应证】**糖尿病肾病早期（气阴两虚及血瘀证）。**

【临证加减】阳虚明显者，加仙灵脾 10～15g、菟丝子 15～30g；血瘀明显者，加丹参 10～20g、益母草 20～30g；热盛者，加知母 10～15g；气虚者，加太子参 10～20g；肝气旺、血压高者，加夏枯草 10～15g、生石决明10～15g。

【疗效】治疗 38 例，显效 20 例，有效 12 例，无效 6 例，总有效率84.2%。

【来源】郭四红，李士瑾. 自拟糖肾汤加减治疗早期糖尿病肾病 38 例. 中医研究，2005，18（8）：30－31

珠地降糖汤

生黄芪30g 珠儿参20g 生熟地（各）15g 怀山药30g 山萸肉 10g 天花粉30g 葛根20g 黄连6g 知母15g 茯苓15g 丹皮15g 鸡内金10g

【用法】每日 1 剂，煎 2 次，取药汁 300ml，分 2 次服。

【功效】益气健脾，滋阴补肾。

【适应证】**糖尿病肾病（脾肾双亏证）。**症见：口渴多饮、气短乏力、少食多汗、腰膝酸软、小便频数等。

【疗效】治疗 160 例，显效 73 例，有效 79 例，无效 8 例，总有效率95.0%。

【来源】管福平，黄云. 健脾益肾法治疗 2 型糖尿病的家庭护理指导. 现代中西医结合杂志，2005，14（24）：3288－3289

健脾益肾合剂

黄芪15g 太子参 茯苓 苍术 白术 山药 黄精 山萸肉

丹参　川芎　芡实各 10g

【用法】每日 1 剂，煎 2 次，取药汁 300ml，分 2 次服。

【功效】健脾益肾，活血化瘀。

【适应证】**糖尿病肾病（脾肾阳虚，气虚血瘀证）。**

【疗效】治疗 30 例，显效 2 例，有效 24 例，无效 4 例，总有效率 86.7%。

【来源】牛瑾玉. 健脾益肾合剂治疗糖尿病肾病 30 例. 陕西中医，2005，26（12）：1283 – 1284

平消安肾汤

　　熟地　猪苓　黄芪　益母草　山药　葛根各 30g　炒决明子 20g
天麻 15g　柴胡 12g　桑白皮　大腹皮各 10g

【用法】温水浸泡 20 分钟，文火煎取 600ml，早晚 2 次分服。1 个月 1 疗程，连续治疗 3 疗程。

【功效】益气滋阴，活血祛瘀，利水消肿。

【适应证】**糖尿病肾病早期（气阴两虚血瘀，水湿停滞证）。**

【临证加减】阳虚明显者加制附子、菟丝子、山萸肉；阴虚瘀血征象明显者加桃仁、红花、赤芍、丹皮等。

【疗效】治疗 58 例，显效 36 例，有效 18 例，无效 4 例，总有效率为 93.1%。

【来源】王锁欣，陈玲. 平消安肾汤治疗早期糖尿病肾病 58 例. 陕西中医，2005，26（12）：1284 – 1285

糖肾平

　　黄芪　淮山药各 20g　生地　丹参　枸杞子各 15g　川芎　当归
麦冬各 10g

【用法】每日1剂，煎2次，取药汁300ml，分2次服。

【功效】益气养阴，活血补肾。

【适应证】**糖尿病肾病（气阴两虚、脉络瘀阻证）。**

【疗效】治疗57例，显效25例，有效26例，无效6例，总有效率89.4%。

【来源】洪银芳. 糖肾平治疗糖尿病肾病临床观察. 浙江中西医结合杂志，2005，15（9）：573-574

降糖益肾汤

生地　熟地　生黄芪　太子参　丹参　茯苓　山药各20g　山茱萸肉　枸杞　菟丝子各15g　猪苓　泽泻　木香　砂仁（后下）　木瓜　车前子（包煎）各12g

【用法】每日1剂，煎2次，取药汁300ml，分2次服。

【功效】益气健脾，补肾滋阴，利湿化浊，活血祛瘀。

【适应证】**糖尿病肾病（脾肾气虚，湿浊瘀血蕴结证）。**

【疗效】治疗60例，显效18例，有效30例，无效12例，总有效率80%。

【来源】张文龙. 健脾补肾法治疗糖尿病肾病60例临床观察. 中国中医急症，2005，14（10）：946-947

调中养阴益气活血汤

黄芪30~80g　太子参10~12g　山药20~30g　苍术　白术各10~15g　猪苓　茯苓各10~15g　鸡内金8~12g（打碎）　鳖甲8~12g（先煎）　葛根12~15g　泽泻12~20g　益母草15~20g　水蛭6~10g　丹参15~20g　桂枝10~15g

【用法】每日1剂，煎2次，取药汁300ml，分2次服。

【功效】养阴，益气活血。

【适应证】**糖尿病肾病（气阴双亏，血脉瘀阻证）。**

【临证加减】水肿甚者加葶苈子、冬瓜皮；尿糖不降重用天花粉、乌梅；尿蛋白不降加金樱子、白茅根；饥饿明显加生地、熟地；手足麻木抽筋加木瓜、鸡血藤；周围神经炎加威灵仙、蜈蚣；阳虚甚者加干姜、附子；热毒甚者加栀子、大黄；恶心呕吐加半夏、生姜；失眠甚者加旱莲草、炒枣仁。

【疗效】治疗 30 例，显效 13 例，好转 11 例，无效 6 例，总有效率 80%。

【来源】韦莉. 调中养阴益气活血法治疗糖尿病肾病 30 例. 甘肃科技纵横，2005，34（2）：184

芪蛭汤

黄芪 50g 水蛭 10g 山药 g 茯苓 15g 山萸肉 15g 杜仲 15g
苍术 15g 丹参 25g 桃仁 15g 红花 15g 川芎 15g 益母草 20g

【用法】每日 1 剂，煎 2 次，取药汁 300ml，分 2 次服。

【功效】健脾补肾，活血化瘀。

【适应证】**糖尿病肾病（脾肾不足，兼有血瘀证）。**

【临证加减】伴形寒肢冷加附子 10g、补骨脂 10g；兼燥热者加生石膏 30g、知母 10g；大便干结者加大黄 10g；水肿甚者加车前子 20g、泽泻 15g；失眠者加远志 15g、夜交藤 20g；尿中白细胞多者加白茅根 20g、小蓟 15g。

【来源】谷源平，孟庆辉. 自拟芪蛭汤治疗糖尿病肾病. 中国中医药现代远程教育，2005，3（5）：43

济生肾气丸

制附子 10g（先煎） 肉桂 6g 怀牛膝 15g 车前子 15g 熟地黄 20g 山药 15g 山茱萸 15g 茯苓 15g 泽泻 12g 牡丹皮 15g

【用法】每日 1 剂，煎 2 次，取药汁 300ml，分 2 次服。

【功效】温肾健脾渗湿。

【适应证】**糖尿病肾病（脾肾两虚证）**。症见：小便频数清长，或浑浊如脂膏，或少尿，面色苍白，四肢无力，大便溏，肢体浮肿，舌淡胖，苔白，脉细滑。

【临证加减】气虚明显者加党参、黄芪；血瘀明显者加当归、川芎；兼湿热者加滑石、玉米须；伴燥结者加大黄、芒硝；伴阴虚者加黄精、玉竹。

【疗效】治疗 42 例，显效 17 例，有效 11 例，无效 4 例，总有效率 90.4%。

【来源】周硕果. 温肾健脾法治疗早期糖尿病肾病的临床观察. 四川中医，2009，27（1）：74－75

益气养阴化瘀方

生黄芪 30g　生地黄 10g　干地龙 10g　太子参 15g　玄参 20g　丹皮 10g　丹参 10g　天花粉 15g

【用法】每日 1 剂，水煎 2 次，取汁 300ml，分 2 次服。

【功效】益气养阴，活血化瘀。

【适应证】**糖尿病肾病早期（气阴两虚，血瘀脉络证）**。症见：糖尿病病史 6～10 年，出现持续性微量白蛋白尿在 20～200μg/分钟，或尿白蛋白在 30～300mg/d，排除其他可引起白蛋白尿的疾病及其影响因素。

【疗效】治疗 31 例，显效 16 例，有效 12 例，无效 3 例，总有效率 90.32%。

【来源】翟晓丽，许筠，张星证. 益气养阴化瘀法对早期糖尿病肾病的临床疗效观察. 甘肃科技纵横，2009，38（2）：196－197

健脾益肾补气活血方

黄芪 30g　党参 15g　白术 12g　山药 15g　怀牛膝 15g　川芎 15g

葛根 20g　山茱萸 20g　生地 20g　黄精 15g　何首乌 12g　牛蒡子

15g　当归 15g　肉苁蓉 18g

【用法】每日 1 剂，煎 2 次，取药汁 300ml，分 2 次服。3～5 周为一疗程。

【功效】益气补肾，活血润肠。

【适应证】**糖尿病肾病（脾肾不足，气虚血瘀证）**。症见：头晕乏力，肢体麻木，下肢浮肿，口干喜饮，腰膝酸软，便秘，舌质常见紫暗。

【临证加减】脾肾阳虚水肿明显加茯苓皮 15g、附子 5g。

【疗效】治疗 60 例，显效 8 例，有效 46 例，无效 6 例，总有效率 90%。

【来源】尤德明，欧美荣. 中西医结合治疗糖尿病肾病 60 例临床观察. 杏林中医药，2009，29（9）：781－781

益气化瘀活血方

黄芪 15g　丹参 20g　白芍 10g　生地 10g　玄参 10g　麦冬 10g 苍术 15g　玉米须 10g

【用法】每日 1 剂，煎 2 次，取药汁 300ml，分 2 次服。

【功效】益气化瘀活血。

【适应证】**糖尿病肾病（阴虚为主，兼湿阻、血瘀证）**。

【临证加减】瘀血证加服丹参、当归、益母草、川芎、熟地黄、山茱萸各 10g；水肿证加服赤小豆、车前草、茯苓各 10g；湿热尿频证加服栀子、瞿麦、萹蓄各 10g。

【疗效】治疗组 40 例，显效 21 例，有效 12 例，无效 7 例，总有效率 82.5%。

【来源】蔡建盛，王亚敏，林秀春，等. 中西医结合治疗糖尿病肾病 80 例体会. 内蒙古中医药，2009，28（14）：22－23

活血化瘀泻浊汤

丹参 30g　益母草 30g　川芎 12g　赤芍 25g　生大黄 15g　茯苓

25g　陈皮10g　生薏苡仁30g　生山药25g　黄芪25g

【用法】每日1剂，煎2次，取药汁300ml，分2次服。

【功效】理气化痰，活血化瘀。

【适应证】糖尿病肾病（久病入络，痰浊、邪热、血瘀、气郁互相胶结证）。

【临证加减】气阴两虚者加党参、麦冬、五味子各10g；阴虚重者加生地、沙参，阳虚重者加仙茅、仙灵脾、淫羊藿。

【来源】孙跃岐，刘汇江. 中医辨证治疗糖尿病肾病肾功能不全25例. 第四军医大学学报，2009，30（24）：3061

🪷 健脾补肾活血方

黄芪30g　党参15g　茯苓30g　白术　熟地各15g　山茱萸12g

当归15g　丹参　益母草各30g　猪苓　芡实　山药各15g

【用法】水煎服，日1剂，水煎400ml，分2次服用。3个月为1疗程。

【功效】健脾补肾活血化瘀。

【适应证】糖尿病肾病非肾功能不全期（脾肾两虚，瘀血内生证）。症见：尿蛋白总量＞0.5g/24h，肾小球滤过率下降，伴有浮肿、高血压、肾功能逐渐减退。

【临证加减】便秘加大黄、生地黄、肉苁蓉等；咽痛口舌生疮加金银花、淡竹叶、黄连等；头晕眼花耳鸣加枸杞子、菊花、女贞子、桑椹等；湿热下注尿急尿痛加车前子、栀子、滑石等；水肿明显加冬瓜皮、陈皮、赤小豆等；腰酸腿软加杜仲、狗脊、牛膝等。

【疗效】治疗60例，显效21例，有效30例，无效9例，总有效率85%。

【来源】杨运池，陈二恒，贾玲允. 健脾补肾活血方对非肾功能不全期糖尿病肾病临床影响. 河北中医药学报，2009，24（3）：36

健脾固肾方

党参30g 白术10g 茯苓10g 生黄芪15g 芡实15g 金樱子15g 菟丝子12g 当归10g 丹参10g 熟大黄10g

【用法】每日1剂，煎2次，取药汁300ml，分2次服。

【功效】健脾固肾，化瘀降浊。

【适应证】**糖尿病肾病肾功能不全期（脾肾阳虚、络脉瘀结、浊毒内停证）。**

【疗效】治疗30例，治愈8例，显效10例，有效5例，无效7例，总有效率76.7%。

【来源】谌洁，张洪霞. 健脾固肾方治疗糖尿病肾病致慢性肾功能不全30例临床研究. 首都医科大学学报，2009，30（3）：385－388

健脾补肾活血方

黄芪30g 菟丝子15g 续断15g 茯苓10g 益母草15g 丹参10g 芡实10g 生地黄10g 熟地黄10g 水蛭6g 山药10g 三七3g 泽泻10g 车前子20g 大黄3g

【用法】每日1剂，煎2次，取药汁300ml，分2次服。

【功效】健脾利湿，补肾益精，通腑降浊，活血通络。

【适应证】**糖尿病肾病（气阴两虚，瘀血内结证）。**

【疗效】治疗48例，显效17例，有效26例，无效5例，总有效率89.6%。

【来源】张菊垣. 健脾补肾活血方治疗糖尿病肾病48例. 河北中医，2009，31（8）：1143－1144

糖肾方1

枣皮20g 怀山药30g 熟地20g 茯苓10g 丹皮20g 黄芪20g

水蛭 10g　全蝎 10g

【用法】水煎服，每天 1 剂，1 日服 3 次。

【功效】滋养肝肾，补气养阴，活血祛瘀。

【适应证】**糖尿病肾病（肝肾气阴两虚夹瘀证）**。患者处于糖尿病Ⅳ期，肾小球滤过率下降，尿蛋白 >0.5g/24h，或尿蛋白定性为阳性（＋－＋＋＋），血清肌酐、尿素氮基本正常。

【临证加减】潮热口干者加知母 15g、黄柏 15g；视物模糊，头晕者加枸杞 30g、天麻 15g、菊花 15g；手足冷、水肿者加桂枝 10g、制附子 10g、猪苓 10g；水肿甚者加赤小豆 30g；四肢麻木者加桑枝 15g、鸡血藤 30g；大量尿蛋白者加金樱子 30g、黄精 30g、芡实 30g。

【疗效】47 例，治疗 2 个月后，显效 18 例（38.3%），有效 21 例（44.7%），无效 8 例（17.0%），总有效率为 83.0%。

【来源】景常林. 自拟糖肾方治疗糖尿病肾病 47 例疗效观察. 云南中医中药杂志. 2009，30（8）：29－30

补脾益气升阳方

黄芪 30g　党参 20g　焦白术 15g　升麻 15g　羌活 15g　独活 15g
防风 15g　当归 20g　川芎 20g　丹参 20g　葛根 20g　甘草 15g

【用法】每日 1 剂，水煎约 400ml，分早晚 2 次餐后口服。

【功效】益气升阳，祛风除湿，活血化瘀。

【适应证】**糖尿病肾病（脾肾两虚，三焦阻隔，湿浊瘀血交阻）**。症见：胸痛或胸闷，气短，乏力，心悸，头晕，自汗。

【疗效】治疗 60 例，显效 28 例，有效 29 例，无效 3 例，总有效率 95%。

【来源】张岩岩，迟继铭. 补脾益气升阳方治疗糖尿病肾病 60 例临床观察. 黑龙江中医药，2009，30（11）：2584－2586

虫草肾茶方

冬虫夏草 3g　生黄芪 30g　制水蛭 10g　制大黄 8g　草豆蔻 15g

猫须草 20g

【用法】每日 1 剂，煎 2 次，取药汁 300ml，分 2 次服。

【功效】健脾益肾，祛瘀泄浊。

【适应证】**糖尿病肾病（湿浊困脾兼有血瘀证）。**

【疗效】治疗 35 例，显效 7 例，有效 24 例，无效 4 例，总有效率为 88.6%。

【来源】宋立群，裴春鹏，宋业旭. 虫草肾茶方治疗糖尿病肾病的临床研究. 中国医药信息，2009，26（4）：38 – 39

降糖调脂益肾方

黄芪 15g　西洋参 5g　女贞子 15g　旱莲草 15g　山茱萸 15g　牡丹皮 12g　茯苓 12g　丹参 20g　决明子 15g　菊花 12g

【用法】每日 1 剂，煎 2 次，取药汁 300ml，分 2 次服。

【功效】益气养阴，祛瘀化浊，补肾清肝。

【适应证】**糖尿病肾病早期（气阴两虚，瘀浊阻滞脉络，肾虚肝热证）。** 症见：神疲乏力，口干咽燥，腰膝酸软，不耐劳累，视力减退，有时肢体发麻，舌质稍红或有瘀点，苔腻，脉细数。

【疗效】治疗 28 例，完全缓解 3 例，显效 7 例，有效 14 例，无效 4 例，总有效率 88.2%。

【来源】付效国，春莲，王桂清. 降糖调脂益肾方对早期糖尿病肾病的影响. 中国中西医结合杂志，2009，29（8）：755 – 757

糖肾合方

黄芪 30g　太子参 20g　生地 12g　玄参 12g　麦冬 15g　石斛 15g　当归 15g　川芎 9g　赤芍 12g　红花 9g　山萸肉 12g　鳖甲（先煎）15g　地龙 9g　山药 20g

【用法】将药称重配齐，于本院煎药室煎制浓缩，包装成袋，每袋约100ml，每剂药装2袋。每日2次，每次1袋。30日为1个疗程，连用3个疗程。

【功效】益气养阴，清热活血通络。

【适应证】糖尿病肾病早期（气阴两虚、阴虚燥热、水湿瘀血内停证）。症见：口渴喜饮，善食易饥、多尿（或少尿）、自汗盗汗、乏力、气短、肢麻、浮肿。

【疗效】治疗38例，显效7例，有效26例，无效5例，总有效率86.84%。

【来源】郭晓玲，王刚，胡金焕，等. 糖肾合方对早期糖尿病肾病临床疗效影响的研究. 当代医学，2009，15（13）：119-120

消渴漏微方

黄芪　熟地黄　茯苓各25g　枸杞子　玄参　覆盆子　益母草
丹参　菟丝子（包煎）　淫羊藿　苍术各15g　蛇床子　黄连各10g

【用法】每日1剂，煎2次，取药汁300ml，分2次服。疗程8周。

【功效】益气养阴，活血通络。

【适应证】糖尿病肾病早期（气阴两虚兼瘀证）。症见：倦怠乏力，心悸气短，头晕耳鸣，自汗、盗汗。

【疗效】治疗36例，临床治愈5例，显效11例，有效15例，无效5例，总有效率86.11%。

【来源】唐晨光，潘勤，陈腾云，等. 消渴漏微方早期糖尿病肾病的临床研究. 新中医，2009，42（2）：41-43

固肾健脾方

山药18g　黄精18g　炒白术15g　茯苓10g　菟丝子12g（包煎）

芡实 8g　金樱子 12g　牛膝 10g　茯苓 12g　山茱萸 10g　玉米须 20g
丹参 6g

【用法】每日 1 剂，煎 2 次，取药汁 300ml，分 2 次服。4 周为一疗程。

【功效】健脾养肾。

【适应证】**糖尿病肾病（脾肾两虚证）。**

【来源】张丹芳，程时杰. 自拟固肾健脾方治疗糖尿病Ⅲ期肾病 28 例. 江西中医药，2009，6（40）：28－29

🌸 补脾益气温阳方

黄芪 30g　白术 15g　党参 15g　茯苓 20g　芡实 15g　薏苡仁 20g
山药 20g　枸杞 15g　黄精 15g　山茱萸 12g　陈皮 12g　炙甘草 6g

【用法】每日 1 剂，煎 2 次，取药汁 450ml，分早、中、晚 3 次口服。

【功效】补脾益气，温阳补肾。

【适应证】**糖尿病肾病（脾肾阳虚证）。**

【临证加减】水肿甚者加冬瓜皮 20g、泽泻 12g；口干甚者加麦门冬 20g、玄参 15g；腹泻甚者加炒山楂 15g、神曲 12g。

【疗效】治疗 43 例，显效 17 例（39.53%），有效 22 例（51.16%），无效 4 例（9.30%），总有效率 90.70%。

【来源】柳正清. 补脾益气温阳方治疗糖尿病肾病的临床观察. 中国医药科学，2013，3（5）：106－107

🌸 补肾消渴方

金蝉花 20g　红豆杉 10g　黄芪 30g　枸杞 12g　绞股蓝 10g　灵芝 20g　葛根 20g　红花 10g

【用法】每日 1 剂，煎 2 次，取药汁 300ml，分 2 次服。

【功效】补肾益气，活血益精。

【适应证】**糖尿病肾病（肾虚络瘀证）。**

【疗效】治疗35例，显效5例（14.3%），有效16例（45.7%），稳定12例（34.3%），无效2例（5.7%），总有效率为94.3%。

【来源】熊艳文，金周慧，陈以平. 补肾消渴方结合西医常规疗法治疗肾虚络瘀证糖尿病肾病临床研究. 上海中医药杂志，2013，47（7）：60－62

❀ 参芪消渴方

人参6g 麦门冬15g 五味子6g 黄芪20g 山药20g 玄参20g 肉桂2g 茴香5g 黄连6g 草果10g 水蛭6g 熟大黄6g 茯苓15g

【用法】每日1剂，煎2次，取药汁300ml，分2次服。

【功效】补气养阴，健脾益肾，活血化浊。

【适应证】**糖尿病肾病（气阴两虚，瘀浊互结，脾肾亏虚证）。**

【临证加减】水湿较甚者加茯苓皮、苍术、白术、泽泻、车前子、猪苓等；湿热者加黄芩、山栀、黄柏；湿阻中焦者加藿香、佩兰、砂仁。

【疗效】治疗38例，显效15例（39.47%），有效21例（55.26%），无效2例（5.26%），总有效率94.73%

【来源】苏灏. 参芪消渴方治疗糖尿病肾病38例. 中国中医药，2013，13（12）：21－22

❀ 健脾补肾通络方

黄芪30g 茯苓12g 炒山药30g 丹参15g 山茱萸12g 枸杞子15g 益母草30g 菟丝子15g（包煎） 大黄炭6g 熟地黄10g 五味子10g 炒白芍12g 当归10g 地龙12g 水蛭10g 怀牛膝18g

【用法】水煎服，每日1剂，煎2次，取药汁300ml，分早晚2次餐后半小时温服。

【功效】健脾补肾活血通络。

【适应证】**糖尿病肾病Ⅲ期（脾肾亏虚夹瘀证）。**

【临证加减】腹胀者加厚朴、砂仁；大便稀加白术、补骨脂；皮肤瘙痒者加防风、生地；阴虚伤津口干加沙参、麦冬、女贞子、旱莲草。

【疗效】治疗 36 例，显效 18 例（50.00%），有效 15 例（41.67%），无效 3 例（8.33%），总有效率 91.67%。

【来源】李留霞. 健脾补肾通络方治疗糖尿病肾病Ⅲ期 36 例疗效观察. 世界中西医结合杂志，2013，8（9）：291－293

健脾通络方

黄芪 20g　党参 15g　玄参 10g　白术 10g　炙甘草 10g　川芎 15g

赤芍 10g　丹参 15g　水蛭粉（冲）1g

【用法】制成颗粒，每粒胶囊含药粉 0.5g，相当于生药 1.6g，每次 1 粒，口服，2 次/天。

【功效】健脾消脂。

【适应证】**糖尿病肾病早期（气虚血瘀证）。**症见：微量蛋白尿。

【来源】陈彤君，徐晖. 健脾通络方对早期糖尿病肾病微量白蛋白尿排泄率的影响. 四川中医，2013，31（4）：69－70

健脾益气活血方

黄芪 40g　山药 15g　党参 15g　白术 15g　山茱萸 10g　茯苓 15g

大枣 10g　熟地黄 20g　当归 15g

【用法】每日 1 剂，煎 2 次，取药汁 300ml，分 2 次服。

【功效】健脾益气活血

【适应证】**糖尿病肾病（气虚证）。**

【临证加减】伴有肝肾两虚者，加生地黄 30g、枸杞子 20g、太子参 15g、沙苑子 15g；伴有脾肾两虚者，加猪苓 20g、淫羊藿 15g、生地黄 20g、泽泻

15g、泽兰 15g；伴有心肾两虚者，加麦冬 10g、天冬 10g、五味子 8g、桂枝 6g、猪苓 20g、泽泻 15g。

【疗效】治疗 41 例，显效 28 例（68.3%），有效 11 例（26.8%），无效 2 例（4.8%），总有效率为 95.1%。

【来源】裴磊，郑军状，郑建芳，等. 健脾益气活血方结合常规疗法治疗糖尿病肾病疗效观察. 上海中医药杂志，2013，47（3）：42－43

🪷 肾康宁方

黄芪 40g　党参 15g　山药 15g　茯苓 15g　枸杞子 15g　何首乌 15g　女贞子 15g　制半夏 10g　地龙 10g　丹参 20g　桃仁 12g　川芎 12g　益母草 30g　炙甘草 6g

【用法】每日 1 剂，采用由江阴天江药业有限公司生产的单味中药浓缩颗粒剂，用温开水 300ml 分 2 次冲服。

【功效】益气养阴，健脾补肾，化痰通络。

【适应证】糖尿病肾病早期（气阴两虚，痰湿瘀阻脉络，脾肾两虚证）。

【疗效】治疗 60 例，显效 10 例（16.67%），有效 39 例（65.00%），无效 11 例（18.33%），总有效率 81.67%。

【来源】唐爱华，周卫惠，李双蕾，等. 肾康宁方治疗早期糖尿病肾病 60 例临床研究. 河北中医，2013，35（12）：1783－1785

🪷 疏肝理气方

柴胡 15g　白术　丹参各 12g　香附　牡丹皮　茯苓　当归　白芍各 10g　甘草 6g

【用法】每日 1 剂，煎 2 次，取药汁 300ml，分 2 次服。12 周一疗程。

【功效】疏肝理气。

【适应证】糖尿病肾病早期（肝郁气滞证）。

【来源】刘志伟，安淑华，叶春芳，等. 疏肝理气方治疗早期糖尿病肾病患者及对

血管内皮功能的影响. 陕西中医, 2013, 33 (12): 1603 - 1605

温阳益气活血方

制附子（先煎）10g 人参 10g 干姜 8g 白术 15g 茯苓 15g 柴胡 8g 枳壳 15g 赤芍 15g 丹参 20g 山萸肉 15g 桂枝 8g 炙甘草 10g

【用法】每日 1 剂，煎 2 次，取药汁 300ml，分 2 次服。

【功效】温阳益气活血。

【适应证】糖尿病肾病早期（脾肾气虚、气机升降失常、清浊逆乱证）。

【临证加减】阳虚较甚者，加巴戟天 10g，淫羊藿 10g；气虚较甚者，加黄芪 15g，山药 10g；血瘀较明显者，加鸡血藤 15g，三七片 6g；郁热者，加黄芩 8g，黄连 6g；气郁较甚者，加香附 8g，郁金 6g；痰湿明显者，加法半夏 8g（打碎），瓜蒌壳 10g。

【来源】李吉武，孟立锋. 温阳益气活血方对初发 2 型糖尿病患者早期糖尿病肾病的预防作用. 辽宁中医杂志, 2013, 40 (8): 1601 - 1602

益气固肾方

黄芪 30g 麦冬 15g 五味子 9g 生地黄 15g 山茱萸 12g 山药 30g 金樱子 15g 芡实 15g 茯苓 15g 牡丹皮 12g 益母草 15g

【用法】每日 1 剂，煎 2 次，取药汁 300ml，分 2 次服。

【功效】益气养阴，健脾补肾，活血利水。

【适应证】糖尿病肾病蛋白尿（气阴两虚，痰湿瘀滞，脾肾阴虚证）。

【疗效】治疗 30 例，显效 10 例（33.33%），有效 16 例（53.33%），无效 4 例（13.33%），总有效率为 86.67%。

【来源】沈丽萍，张玮，李珺，等. 益气固肾方治疗早中期糖尿病肾病蛋白尿疗效观察. 上海中医药杂志, 2013, 47 (9): 49 - 51

益气健脾通络方

黄芪20g　党参　川芎　丹参各15g　玄参　白术　炙甘草　赤芍

各10g　水蛭粉（冲服）1g

【用法】上药碾粉制成胶囊，每粒胶囊含药粉0.5g，相当于生药1.6g，

每次1粒，每天2次口服。

【功效】益气健脾，利湿通络。

【适应证】**糖尿病肾病（脾虚湿盛血瘀证）。**

【来源】陈彤君，徐晖. 益气健脾通络方治疗早期2型糖尿病肾病疗效观察. 新中

医，2013，45（4）：91－92

益气养阴补肾活血方

太子参　丹参　天花粉各20g　黄芪　积雪草各30g　当归　泽泻

草决明子各15g　甘草10g　水蛭5g

【用法】每日1剂，煎2次，取药汁300ml，分2次服。

【功效】益气养阴补肾活血。

【适应证】**糖尿病肾病早期（气阴两虚，肾虚血瘀证）。**

【疗效】治疗50例，完全缓解18例，显效22例，有效7例，无效3例，

总有效率94%。

【来源】郭家安. 益气养阴补肾活血方治疗早期糖尿病肾病的临床研究. 中医学报，

2013，28（9）：1348－1349

益气养阴方

生黄芪30g　太子参20g　生地黄15g　麦冬10g　丹参15g　赤芍

15g　鬼箭羽20g　车前子（包煎）15g

【用法】每日1剂，煎2次，取药汁300ml，分2次服。14日为1个疗

程，观察 1~3 个疗程。

【功效】益气养阴。

【适应证】**糖尿病肾病（气阴两虚，兼有瘀血证）**。

【临证加减】气虚甚者，加大生黄芪用量；瘀血甚者，加当归、桃仁、红花等；兼外感者，加黄芩、连翘、银花等；便溏甚者，加炒扁豆、淡干姜等；腹胀甚者，加砂仁、苏梗、陈皮等；便秘者，酌情加制大黄。

【疗效】治疗 30 例，显效 5 例，有效 23 例，无效 2 例，总有效率为 93.3%。

【来源】朱云洁. 益气养阴方治疗糖尿病肾病 30 例疗效观察. 吉林医学，2013，34（28）：5859－5860

🪷 益气养阴活血方

黄芪 20g　北沙参 15g　茯苓 15g　白术 10g　怀山药 15g　山茱萸 10g　生地黄 15g　枸杞子 15g　当归 15g　丹参 15g　川芎 10g

【用法】每日 1 剂，煎 2 次，取药汁 300ml，分 2 次服。

【功效】益气养阴活血。

【适应证】**糖尿病肾病早期（气阴两虚，阴虚火旺证）**。

【疗效】治疗 30 例，显效 12 例（40.0%），有效 16 例（53.3%），无效 2 例（6.7%），总有效率为 93.3%。

【来源】吴瑞，崔文旺. 益气养阴活血方治疗早期糖尿病肾病 30 例. 河南中医. 2013，33（11）：1923－1924

🪷 益肾方

黄芪 50g　人参 10g　川芎 15g　水蛭 9g　丹参 20g　三七 15g

【用法】每日 1 剂，煎 2 次，取药汁 300ml，分 2 次服。

【功效】益气活血通络。

【适应证】糖尿病肾病早期（气虚血瘀阻络证）。

【来源】卢占锋，徐银萍，汪秋芳. 益肾方联合贝那普利治疗早期糖尿病肾病 50 例. 中医研究，2013，26（9）：21–23

益肾化瘀方

山药 30g　生黄芪　丹参各 20g　葛根 18g　鸡血藤　益母草　黄精　熟地　山萸肉　茯苓　金樱子　川芎各 15g　泽泻　淫羊藿　丹皮各 10g　肉桂 6g

【用法】每日 1 剂，煎 2 次，取药汁 300ml，分 2 次服。

【功效】滋阴温阳，补肾摄精，化瘀排浊。

【适应证】糖尿病肾病（气血阴阳不足、瘀痰湿浊毒入络证）。

【临证加减】阴虚甚者加女贞子、麦冬；浮肿甚者加车前子、猪苓；阳虚恋寒者加附子、肉苁蓉；血肌酐、尿素氮升高者加制大黄等。

【疗效】治疗组 42 例，显效 22 例（52.38%），有效 14 例（33.33%），无效 6 例（14.29%），总有效率 85.71%。

【来源】郭彦军. 益肾化瘀方治疗糖尿病肾病疗效观察. 陕西中医，2013，34（8）：954–955

滋肾固精凉血方

桑椹　仙灵脾各 12g　枸杞子　女贞子　覆盆子　旱莲草　白芍各 15g　熟首乌　菟丝子（包煎）　丹皮各 20g

【用法】每日 1 剂，煎 2 次，取药汁 300ml，分 2 次服。

【功效】滋肾固精凉血。

【适应证】糖尿病肾病早期（阴虚血热证）。

【疗效】治疗 42 例，显效 17 例（40.48%），有效 19 例（45.24%），无效 6 例（14.29%），总有效率 85.71%。

【来源】许汉明. 滋肾固精凉血方联合西药治疗早期糖尿病肾病随机平行对照研究.

实用中医内科杂志，2013，27（2）：68－70

益气活血泻浊汤

大黄（醋炒后下）10～60g　附子（先煎）10g　陈皮10g　厚朴10g　茯苓10g　泽泻10g　金樱子15g　牡蛎30g（先煎另包）　党参20g　甘草5g　生姜3片　当归10～20g　黄芪40～60g　丹参15～20g

【用法】每日1剂，煎2次，取药汁300ml，分2次服。

【功效】益气扶正，活血泻浊。

【适应证】糖尿病肾病（脾肾不足，湿浊内停证）。

【临证加减】伴有恶心、厌食者加用砂仁3～5g（后下），伴有浮肿者加用车前子30g，伴皮肤瘙痒者加用地肤子或（和）苦参5～10g。

【疗效】治疗226例，显效112例（49.56%），有效102例（45.13%），无效12例（5.30%），总有效率94.69%。

【来源】郝书华，胡晖明，彭彪承，等. 自拟方中药与西药结合治疗糖尿病肾病的临床疗效观察. 中外医疗，2013（1）：21－22

益气活血方

黄芪30g　丹参30g　当归15g　川芎15g　牛膝30g　泽兰30g　益母草10g　山茱萸15g　山药15g　茯苓15g　枸杞子15g

【用法】每日1剂，煎2次，取药汁400ml，分2次服。

【功效】益气活血，祛瘀利湿。

【适应证】糖尿病肾病（血瘀证）。

【临证加减】水肿症状较重者酌情加大茯苓的用量，可适当增加泽泻；气虚症状较重者酌情加大黄芪的用量，亦可加用党参；伴阴虚者可酌情加用桑椹、熟地等。

【疗效】治疗48例，显效26例（54.17%），有效18例（37.50%），无效4例（8.33%），有效率为91.67%。

【来源】李志强，常红娟，孙仕润. 自拟益气活血方治疗糖尿病肾病疗效以及对血液流变学和相关生化指标的影响. 中国中医基础医学杂志，2013，19（6）：657－659

🪷 活血调肾方

白芷 9g　延胡索 15g　茯苓 30g　当归 30g　川芎 15g　半夏 9g
地龙 15g　赤芍 9g　羌活 9g　炙甘草 3g

【用法】每日 1 剂，煎 2 次，取药汁 300ml，分 2 次服。

【功效】活血，利水补肾。

【适应证】**糖尿病肾病（痰湿瘀阻，肾气虚证）。**

【疗效】治疗组 24 小时尿蛋白定量、尿素氮、肌酐与对照组相比有明显差异。

【来源】张秀玲，邵长久，郭成龙，等. 自制活血调肾方治疗糖尿病肾病 28 例. 中国民间疗法，2013，21（11）：38－39

🪷 固本活血方

山药　黄芪　丹参各 30g　葛根　益母草　山萸肉　熟地各 15g
玄参 10g　苍术　川续断　怀牛膝　川芎各 12g

【用法】每日 1 剂，煎 2 次，取药汁 300ml，分 2 次服。

【功效】益气补肾，活血化瘀。

【适应证】**糖尿病肾病早期（肾虚夹瘀证）。**症见：腰酸痛，浮肿，劳累后加重，尺脉沉等。

【疗效】治疗 48 例，显效 32 例，有效 13 例，无效 3 例，总有效率 93.75%。

【来源】宋宗良. 固本活血方治疗早期糖尿病肾病 48 例. 陕西中医，2014，35（5）：559－560

糖肾方

　　黄芪 30g　生地黄 15g　制大黄 10g　三七 3g（研末冲服）　鬼箭羽 10g　山茱萸 15g　枳壳 10g

【用法】每日 1 剂，煎 2 次，取药汁 300ml，分 2 次服。

【功效】益气养阴，活血化瘀散结。

【适应证】**糖尿病肾病（气阴两虚夹瘀证）**。症见：少气懒言，声音低微，呼吸气短，神疲乏力，头晕目眩，口燥咽干，盗汗自汗，舌淡或红少津或少苔，脉象细数或虚弱。并可伴见有疼痛、肿块、肤面唇甲等改变，舌质紫暗或见紫斑、紫点等络脉瘀阻表现。

【疗效】治疗 35 例，显效 5 例，有效 14 例，无效 5 例，总有效率达 79.17%。

【来源】莫世安，康宁，高菁，等. 糖肾方治疗 2 型糖尿病肾病Ⅲ、Ⅳ期气阴两虚夹瘀型 35 例疗效观察. 中华中医药杂志，2014，29（10）：3340 – 3343

黄蛭方

　　大黄 10g　水蛭 6g　丹参 20g　当归　黄精　山萸肉　白术各 15g　黄芪　白花蛇舌草各 30g

【用法】每日 1 剂，煎 2 次，取药汁 300ml，分 2 次服。

【功效】活血化瘀，排毒降浊，益气养阴。

【适应证】**糖尿病肾病（脾肾阴虚，浊毒内蕴，瘀血内阻型）**。症见：倦怠乏力，自汗盗汗，气短懒言，口渴多饮，或五心烦热，肢体麻木或刺痛，夜间加重，或头晕目眩，或视物模糊，舌红少津，或舌暗有瘀斑，脉沉细。

【临证加减】兼湿热者加黄连 6g；兼阳虚者加淫羊藿 15g，巴戟天 10g；兼水肿者加茯苓 15g，白茅根 20g。

【疗效】治疗 107 例，显效 60 例，有效 37 例，无效 10 例，总有效率 90.7%。

【来源】田伟伟, 张素英, 王欣, 等. 黄蛭方治疗糖尿病肾病临床观察. 山西中医, 2015, 31 (5): 9 - 11

益气养阴膏方

生黄芪 300g　生熟地各 150g　山萸肉 150g　太子参 150g　麦冬 150g　五味子 50g　怀山药 150g　茯苓 150g　丹参 150g　玄参 150g　葛根 250g　制黄精 150g　炒苍术 100g　鸡血藤 150g　天花粉 150g　白花蛇舌草 150g　川续断 100g　当归 100g

【用法】先浸 24 小时、煎煮取汁、过滤 3 次, 三煎混合后浓缩至 2000ml, 冲入预先烊溶的东阿阿胶 250g、龟甲胶 100g, 最后加入木糖醇 250g, 炼制收膏。每次约 30g, 开水冲服, 每日早晚各 1 次。

【功效】益气养阴活血通络。

【适应证】糖尿病早期肾功能损害（气阴两虚, 瘀血阻络）。症见: 倦怠乏力, 自汗盗汗, 气短懒言, 口渴多饮, 或五心烦热, 肢体麻木或刺痛, 夜间加重, 或头晕目眩, 或视物模糊, 舌红少津, 或舌暗有瘀斑, 脉沉细。

【临证加减】眼睛干涩、视物模糊者加枸杞子、青葙子、杭菊花各 150g; 失眠健忘加女贞子 100g、首乌藤 250g; 多梦加白薇 100g; 心悸加石菖蒲、远志各 150g; 口舌生疮加升麻 50g、连翘 150g; 皮肤瘙痒加黄芩、蒲公英各 100g。

【疗效】能明显改善糖尿病患者的早期肾功能损害。

【来源】曹瑛, 张伟, 王秋文, 等. 益气养阴膏方治疗糖尿病早期肾功能损害的效果观察. 中国当代医药, 2015, 22 (22): 151 - 153

松叶消渴方合真武汤

松叶 15g　黄芪 20g　茯苓 15g　白术 10g　山药 20g　生地 15g　天花粉 20g　玄参 15g　莲子须 30g　枸杞子 15g　菟丝子 15g　葛根

15g 炮附子（先煎）6g 生姜15g 白芍10g 红花6g 丹参15g

【用法】每日1剂，煎2次，取药汁300ml，分2次服。

【功效】健脾补虚，补益肝肾，养阴清热。

【适应证】**糖尿病肾病（脾肾两虚为其本，瘀浊阻滞为其标）**。症见：神疲乏力，腰膝酸软，疲乏无力，少气懒言，大便稀溏，或腹泻；定位刺痛，夜间加重，肢体麻痛，或偏瘫，肌肤甲错，口唇舌紫，或紫暗瘀斑，舌下络脉色紫怒张，脉弦或涩。

【疗效】治疗63例，显效45例，有效15例，无效3例，总有效率为95.2%。

【来源】郑镇雄，郑元裕，林春光，等. 松叶消渴方合真武汤治疗糖尿病肾病临床观察. 中国医药科学，2015，5（15）：61-64

❁ 平糖固肾方

人参 生地黄 麦冬 枸杞子各15g 丹参30g 山萸肉 川芎各10g

【用法】每日1剂，煎2次，取药汁300ml，分2次服。

【功效】补益肝肾，益气养阴，活血化瘀，利水消肿。

【适应证】**早期糖尿病肾病（阴虚血瘀症）**。症见：倦怠乏力，自汗盗汗，气短懒言，口渴多饮，或五心烦热，肢体麻木或刺痛，夜间加重，或头晕目眩，或视物模糊，舌红少津，或舌暗有瘀斑，脉沉细。

【临证加减】伴有浮肿者加茯苓20g、泽泻15g；头晕者加菊花10g、决明子15g；挟湿热者加白花蛇舌草、土茯苓各20g；腰酸者加炒杜仲10g、怀牛膝15g。

【疗效】明显改善血脂水平，降低尿蛋白，改善肾功能。

【来源】傅晓辉. 平糖固肾方治疗早期糖尿病肾病临床研究. 中医学报，2015，30（9）：1261-1263

❀ 三黄肾病方

  黄芪 30g 黄连 6g 黄芩 12g 丹参 15g 鸡血藤 30g 川芎 10g
生白术 15g 茯苓 15g 益母草 30g 车前草 30g

【用法】每日 1 剂，煎煮 2 次，每次煎取 200ml，混合后分早晚饭后服用。

【功效】益气养阴，活血化瘀。

【适应证】**早期糖尿病肾病（气阴两虚证、血瘀证）**。主症：倦怠乏力、口燥咽干、手足心热、头晕、面色黧黑或晦暗、肢体麻木，脉络瘀血、尿少色黄、大便干结等。舌脉：舌淡红、苔少，舌质紫暗，脉细涩或沉细无力。

【疗效】治疗 40 例，显效 10 例，有效 27 例，无效 3 例，总有效率 92.50%。

【来源】王兴华，童奎骅. 三黄肾病方治疗早期糖尿病肾病的临床研究. 中国中西医结合肾病杂志，2015，16（7）：612-614

第二章 糖尿病膀胱炎

糖尿病性神经性膀胱炎属于糖尿病并发症的一种。对近年来我国糖尿病性神经性膀胱炎的发病情况进行调查和了解，发现我国糖尿病性神经性膀胱炎的发病率在逐年升高。糖尿病性神经性膀胱炎常见的临床症状有频、尿急、排尿不畅、夜尿增多、膀胱胀气等，其严重降低了患者的生活质量和生命健康。

糖尿病性神经性膀胱炎属于中医学"消渴"、"淋证"、"癃闭"范畴，本病以本虚标实，虚实夹杂为特点，消渴日久，气阴两虚，累及于脾肾，阴损及阳，脾肾阳气亏虚，膀胱固摄或气化功能失司。以气阴两虚，脾肾阳气亏虚为主要病机。

滋肾活血汤

熟地黄 10g 山药 10g 山茱萸 10g 丹皮 12g 泽泻 10g 茯苓 10g 黄柏 10g 知母 10g 肉桂 6g

【用法】每日 1 剂，水煎 2 次，取药汁 300ml，分 2 次服。

【功效】养阴活血，清化湿热。

【适应证】**糖尿病膀胱炎（阴虚血瘀、湿热内蕴证）**。症见：尿频，尿急，尿痛，腰区酸痛，头晕乏力。苔薄黄腻，舌边紫斑，脉细弦兼滑。

【临证加减】如小便淋沥不畅酌加萹蓄、瞿麦、石韦；热毒盛加银花、黄芩、四季青；水肿加猪苓、车前子。

【来源】邵启慧. 滋肾活血法在治疗消渴兼证中的运用. 辽宁中医杂志, 1986（5）：19－21

🪷 益肾灵散

黄芪 120g　党参 120g　杜仲 72g　枸杞子 72g　益母草 60g　桑寄生 36g　当归 48g　川芎 48g　地龙 60g　牛膝 72g　茯苓 120g　肉桂 48g　山药 120g

【用法】上药粉碎共为细末，灌装胶囊即得，每粒胶囊含生药 0.3g。病情较轻者，每天服 3 次，每次 4 粒，病重者 5 粒，1 个月为 1 个疗程，一般服用 1~3 个疗程。

【功效】补气养阴，补阳固肾。

【适应证】**糖尿病膀胱炎（气阴两虚、阴阳两虚证）**。症见：腰部酸痛、久立更甚，耳鸣头晕，疲乏，小便频数，性欲减退，无尿痛等膀胱刺激征。

【疗效】服用益肾灵散满 1 个疗程后，163 例患者中显效 54 例，有效 89 例，无效 20 例，总有效率 87.7%。

【来源】孙金瑞. 益肾灵散治疗糖尿病神经源性膀胱 163 例. 中国民间疗法，2009，17（9）：27

🪷 益气育阴通淋汤

黄芪 30g　生地黄　怀牛膝　茯苓　车前子各 15g　黄柏　泽泻　山茱萸　猪苓各 12g　甘草 6g

【用法】每日 1 剂，水煎 2 次，取药汁 300ml，分 2 次服。7 天为一疗程。

【功效】益气养阴，利尿通淋。

【适应证】**糖尿病膀胱炎（气阴两虚，气化不利证）**。症见：疲倦乏力，口干多饮，腰膝软，小便频数，余沥难尽，甚则发热，尿痛，时轻时重，遇劳加剧，缠绵难愈，舌红、苔薄黄，脉细数。

【临证加减】合并视网膜病变者加枸杞子、菊花；合并坏疽者用外治法配合治疗。

【疗效】治疗 38 例，临床治愈 21 例，显效 7 例，有效 5 例，无效 5 例。

总有效率为 86.84%。

【来源】黄笑芝. 益气育阴通淋汤治疗糖尿病合并泌尿系感染 38 例疗效观察. 新中医，1998，12（7）：16-18

益气化瘀汤

　　　黄芪 30~45g　党参 30g　白术 30g　山药 30g　茯苓 10g　生地黄
10g　玄参 10g　益母草 30g　丹参 30g　泽兰 10g　川芎 9g　红花 9g
桂枝（或肉桂 9g）

【用法】每日 1 剂，水煎 2 次，取药汁 300ml，分 2 次服。30 天为 1 个疗程。

【功效】益气健脾，温阳化瘀。

【适应证】**糖尿病神经源性膀胱（脾气亏虚，兼有血瘀）。**

【疗效】30 例患者治疗前平均残余尿量为 60.5±48.5ml，治疗 2 个疗程后平均残余尿量为 28.5±20.5ml。

【来源】付鲁慧，王正林，刘春兰. 中西医结合治疗糖尿病神经源性膀胱 30 例. 山东中医药大学学报，2000，24（2）：127

补中益气汤

　　　黄芪 30g　陈皮　当归 10g　人参 9g　白术 12g　炙甘草 6g

【用法】每日 1 剂，水煎 2 次，取药汁 300ml，分 2 次服。10 天为 1 疗程。

【功效】补气升阳。

【适应证】**糖尿病膀胱炎（中气下陷兼阳虚证）。**症见：小腹坠胀，尿频尿急，神疲乏力，腹胀便溏，舌质淡，苔薄白，脉细弱。

【临证加减】兼阳虚加制附子 6g、桂枝 9g；兼腰酸加熟地 10g、枸杞子
12g；兼小便刺痛灼热加滑石 9g、栀子 10g。

【疗效】治疗 27 例，显效 15 例，有效 10 例，无效 2 例，总有效率 92.6%。

【来源】庞淑珍. 补中益气汤治疗糖尿病神经源性膀胱 27 例. 四川中医，2000，19（3）：42

🪷 二地芪芎汤

生地 15g　熟地 30g　制首乌 15g　黄芪 30g　天花粉 30g　怀牛膝 10g　葛根 15g　川芎 10g　细辛 5g

【用法】每日 1 剂，水煎 2 次，取药汁 300ml，分 2 次服。

【功效】滋阴补肾，益气活血。

【适应证】**糖尿病膀胱炎（阴虚燥热、气阴两虚证）**。症见：小便不利，点滴不爽，排出无力等。

【临证加减】舌淡体胖有齿痕者加桂枝 6g、制附子 6g；舌苔白腻者加砂仁 6g、陈皮 10g。

【来源】李社莉，李士新. 中西医结合治疗糖尿病膀胱炎 18 例疗效观察. 西安医科大学学报，2000，21（1）：80 – 81

🪷 桂芪汤

肉桂 15g　黄芪 50g　炒白术　山药　芡实　益母草　仙茅　仙灵脾　石韦　牛膝各 30g　太子参　地龙　茯苓　水红花子各 12g

【用法】每日 1 剂，水煎 2 次，取药汁 300ml，分 2 次服。30 剂为 1 个疗程。

【功效】健脾益气，温肾通阳，活血利水，利尿通淋。

【适应证】**糖尿病膀胱炎（脾虚下陷，肾虚膀胱气化不利证）**。症见：小腹坠胀，尿频尿急，神疲乏力，腹胀便溏，舌质淡，苔薄白，脉细弱。

【疗效】治疗 40 例，共 2 个疗程。显效 10 例，好转 24 例，无效 6 例子，总有效率85%。

【来源】张明. 桂芪汤治疗糖尿病神经原性膀胱 40 例. 四川中医, 2000, 19 (1)：31

芪苓方

黄芪 30g 茯苓 15g 苍术 15g 葛根 15g 天花粉 15g 知母 15g

瞿麦 10g 萹蓄 10g 丹参 10g 红花 10g

【用法】用冷水浸泡 30 分钟, 加热煎煮 30 分钟, 滤取煎液, 复渣煎煮时间同前, 两次药液合并, 浓缩至 300ml, 早晚饭前温服, 每日 1 剂。

【功效】活血祛瘀, 清热健脾, 利尿通淋。

【适应证】**糖尿病膀胱炎（气阴两虚, 血瘀阻滞证）**。症见：排尿时间延长, 尿频、急, 尿线变细、变缓, 排尿困难, 尿淋漓不尽, 下腹胀满, 甚有尿失禁。

【临证加减】便秘、口臭者加大黄下泻胃热；烦渴饮引甚者加生石膏辛凉清胃；能食善饥, 时觉中空者, 加熟地、黄连、生石膏以填补真阴而降胃火；血糖高者加芡实、覆盆子以摄其精；血压高者加石决明、生龙牡、夜交藤以镇静安神；并神经病变者加全蝎、水蛭。

【疗效】治疗 38 例, 显效 30 例, 占 78.95%；有效 6 例, 占 15.79%；无效 2 例, 占 5.26%。总有效率 94.74%。

【来源】张冬霞, 范荣亮. 自拟芪苓方治疗糖尿病性膀胱病 38 例临床观察. 中国民康医学, 2008, 20 (12)：1291

益气补肾方

熟地 15g 肉桂 6g 制附子 10g 茯苓 10g 丹皮 10g 泽泻 10g

山药 20g 山萸肉 15g 黄芪 30g 党参 15g

【用法】每日 1 剂, 水煎 2 次, 取药汁 300ml, 分 2 次服。2 周为一疗程。

【功效】脾肾阴阳并补。

【适应证】**糖尿病膀胱炎（气阴两虚，兼有阳虚证）**。症见：小便无力，点滴不尽，小便失禁，夜间尿多、乏力，口干或口渴、怕冷、腰酸等。

【临证加减】伴有面色潮红，心慌心烦，腰膝酸软，手脚心热，怕热，夜间出汗，加用知母15g、黄柏10g，用芦根、茅根代茶饮。伴有怕冷，手脚发凉，小腹胀满或发凉，性功能明显减退，或头晕耳鸣，或小腿水肿，大便溏泻，加用仙茅15g、仙灵脾15g、鹿角胶10g，另可用茯苓、山药研细，少量长期服用。伴有小便黄，有灼热或疼痛感，口干，口苦加用淡竹叶10g、车前子（包）10g、麦冬10g、金银花15g、白茅根30g。伴有情志抑郁，多烦易怒，胸胁胀痛，睡眠差，口苦，加用柴胡10g、黄芩6g、白芍10g、陈皮10g、木香10g。

【疗效】治疗35例，显效24例，有效6例，无效5例，总有效率为85.7%。

【来源】梁恒粉. 益气补肾方加减治疗糖尿病神经源性膀胱疗效观察. 航空航天医药，2010，21（5）：811

❀ 温阳利水方

炙附子（先煎）9g　山茱萸20g　肉桂12g　山药15g　炒白术20g　牛膝15g　杜仲20g　牡丹皮15g　三七（冲）6g　泽泻12g　茯苓15g　车前子30g　泽兰15g

【用法】每日1剂，水煎400ml，分早、晚两次温服。

【功效】温补肾阳，化气行水。

【适应证】**糖尿病膀胱炎（肾阳亏虚证）**。症见：排尿困难、小便淋漓不尽等排尿异常症状。

【临证加减】畏寒甚者附子加量，加干姜；气虚甚者加黄芪、党参；血瘀甚者加桃仁、红花。

【疗效】治疗35例，显效19例（54.3%），有效13例（37.1%），无效

3例（8.6%），总有效率91.4%。

【来源】李素娟. 温阳利水方治疗糖尿病神经源性膀胱临床研究. 中医学报，2015（11）：1588－1589

益气养阴方

黄芪40g 桂枝15g 党参15g 当归15g 山茱萸15g 生地15g

山药30g 甘草3g

【用法】每日1剂，水煎服，每次200ml，早晚分服。

【功效】益气养阴。

【适应证】**糖尿病压力性尿失禁（气阴两虚证）**。主症：咽干口燥、倦怠乏力；次症：气短懒言、口渴、便秘溲黄、手足心热。

【临证加减】阳虚明显者酌情加补骨脂15g、菟丝子30g、制附子10g；瘀血明显者加鸡血藤20g、三七12g、桃仁12g等。

【疗效】治疗30例，痊愈10例，改善14例，无效6例，总有效率80%。

【来源】谢莲波，冯英凯. 益气养阴方治疗2型糖尿病压力性尿失禁临床观察. 中国药房，2015，26（26）：3695－3697

清热通淋汤

黄连6g 黄柏9g 龙胆草6g 焦栀子9g 甘草梢6g 车前草9g

【用法】加入500ml水，武火加热，调为文火，浓缩至200ml，煎2次，两煎混合，分2次服用。

【功效】补肾活血，利水通淋。

【适应证】**糖尿病膀胱炎（血瘀痰热壅聚于下焦，膀胱气化不利证）**。主症：排尿灼急、小便涩痛、欲出不尽、尿色黄、腰酸痛；次症：手心灼热、口干舌燥、午后发热、舌质红苔薄黄、脉细数或滑数。

【疗效】中医组治疗45例，痊愈21例（46.67%），显效10例

（22.22%），有效9例（20%），无效5例（11.11%），总有效率为88.89%。

【来源】施贝德，唐婷婷. 清热通淋汤经验方联合饮食疗法辨证治疗糖尿病合并泌尿系感染的临床研究. 中华中医药学刊，2015，33（7）：1784－1786

🪷 中药外敷

吴茱萸3份　肉桂6份　黄连3份

【用法】将3味药研细面，以120目筛，备用，葱青茎（葱白与葱叶交接部分）100g，捣为泥，与上药混合10g，适量白酒，合而为糊，敷于肚脐，外用纱布固定，上加暖水袋，2次/日，即刻见效，可连用3~5天。

【功效】温肾通阳，化气利尿。

【适应证】糖尿病神经源性膀胱（阳虚水泛）。

【来源】任爱华，阚方旭. 中药外敷治疗糖尿病神经源性膀胱. 中西医结合实用临床，1996，（2）：88

第三章　糖尿病胃病

糖尿病胃病主要是糖尿病周围神经病变引起，一般认为以代谢紊乱和血管病变为主，临床上以腹痛、腹胀、早饱、呕吐和厌食等为主要特征，患者多伴有胃弛缓、胃潴留。中医学根据患者恶心、呕吐、厌食等症状，多将其归属于"呕吐"、"痞满"、"胃胀"等范畴，基本病机是中焦气机逆乱，脾胃功能失常；病机特点多为本虚标实。

✿ 胜红丸加减方

法半夏 10g（打碎）　陈皮 10g　枳壳 15g　莱菔子 10g　三棱 10g
竹茹 10g　鸡内金 10g（打碎）

【用法】诸药先以温水浸泡约 0.5 小时，首煎以武火煮沸后再以文火煎煮 15～20 分钟，取药汁后加开水再煎 2 次，每次煮 30 分钟。混合三煎药液，日 1 剂，分 3 次服。

【功效】化痰降浊，活血化瘀。

【适应证】**糖尿病胃轻瘫（浊瘀互结证）**。症见：脘痞胃胀、早饱、恶心、呕吐等症状，属于脾失运化、胃气失于和降的范围。如脾不运化升清，胃之浊气不降，气不下行，郁滞于胃，则可出现脘痞腹胀，食少，稍食即饱，甚至出现气滞胃痛等；如胃之浊气上逆，则表现为恶心、呕吐、反酸、嗳气等。如气郁化热，则可出现烧心、嘈杂、口干。

【临证加减】胃胀明显加厚朴 6g、青皮 10g 以助破气降逆；上腹疼痛加木香 10g、延胡索 10g 以助理气活血并止痛；厌食、食欲不振加佩兰 6g、黄连 3g 辛开苦降以开胃口；不知饥饿加神曲 15g 以健脾；血瘀较重，体质尚可或合并大便干燥，加莪术 10g，既活血逐瘀，又可通畅大便。

【疗效】对照组使用西沙必利片治疗 36 例，治疗组使用胜红丸加减方治疗 37 例，两组治疗前后各主要症状积分下降百分率分别为早饱治疗组下降 74.4%，对照组下降 38.2%；胃胀治疗组下降 84.2%，对照组下降 48.6%；恶心治疗组下降 70.9%，对照组下降 42.9%；呕吐治疗组 96.8% 消失，而对照组仅下降了 72.6%。两组间 4 个主要症状比较，均具有显著统计学意义（早饱、胃胀、恶心 $P < 0.01$，呕吐 $P < 0.05$）。说明胜红丸加减方能明显控制糖尿病性胃轻瘫患者的症状。

【来源】衡先培，赵学军，杨鸿证. 胜红丸加减方治疗糖尿病性胃轻瘫 37 例研究. 山东中医杂志，2003，22（11）：650－652

🪷 三参滋胃饮

沙参 25g 苦参 20g 丹参 15g 石膏 5g 生地 石斛 延胡索 川楝子各 15g 葛根 10g 莱菔子 白花蛇舌草各 15g 乌梅 10g 鸡血藤 15g

【用法】每日 1 剂，水煎 2 次，取药汁 300ml，分 2 次服。4 周为 1 个疗程。

【功效】滋阴润燥，活血化瘀，行气止痛。

【适应证】**糖尿病胃轻瘫（脾胃阴虚，寒热错杂证）**。症见：病程较长的糖尿病史，明显腹胀、恶心、伴或不伴有胃石形成，胃镜检查无胃黏膜损伤或幽门梗阻，肝功能正常，可合并有周围神经病变或糖尿病视网膜病变。

【疗效】治疗 31 例，治愈 10 例，显效 11 例，有效 5 例，无效 5 例，总有效率 83.9%。

【来源】齐柏，高影，李冰，等. 三参滋胃饮治疗糖尿病性胃轻瘫 31 例临床观察. 辽宁中医杂志，2005，32（10）：1056

🪷 疏肝养胃汤

黄芪 15g 太子参 10g 白术 10g 茯苓 15g 陈皮 10g 枳壳 10g

　　制香附 10g　白芍 15g　石斛 10g　沙参 10g　砂仁 6g（后下）　焦三仙 30g

【用法】每日 1 剂，煎汁，分 2 次于餐前 30 分钟温服，14 天为 1 个疗程。

【功效】疏肝理气，健脾养胃。

【适应证】**糖尿病胃轻瘫（肝木乘脾，兼有气滞证）**。症见：胃脘或脘腹胀满、胃脘疼痛、嗳气反酸、饮食减少、恶心呕吐；兼症包括疲乏无力、口干口苦、胃中嘈杂、胸闷、善太息、大便不畅、小便不利。

【临证加减】便秘加熟大黄 6g、瓜蒌 19g；呕吐明显加旋覆花 15g、代赭石 20g、竹茹 6g；湿重者加藿香 10g、佩兰 10g、厚朴 6g；食滞明显加鸡内金 10g、槟榔 10g。

【疗效】治疗 34 例，共治疗 2 个疗程。痊愈 11 例，显效 10 例，有效 10 例，无效 3 例，总有效率 91.2%。

【来源】陈路燕，赵东英，徐进广. 疏肝养胃汤治疗糖尿病性胃轻瘫 64 例. 中国民间疗法，2005，13（8）：39 – 41

🪷 胃安汤

　　党参 10g　白术 10g　茯苓 10g　丹参 10g　蒲公英 15g　砂仁 6g（后下）　香附 10g　鸡内金 10g　生甘草 6g

【用法】每日 1 剂，水煎 2 次，取药汁 300ml，分 2 次服。5 日为一疗程。

【功效】健脾养胃，益气活血。

【适应证】**糖尿病胃病（脾虚失健，中焦气机不畅，并气虚血瘀证）**。症见：上腹饱满感，纳呆，恶心，呕吐，嗳气烧心，胃脘痛，腹泻腹痛。

【疗效】治疗 30 例，痊愈 10 例，占 33.3%；有效 17 例，占 56.7%；无效 3 例，占 10.0%，总有效率为 90.0%。

【来源】李文莉，陈红梅，王延丰. 胃安汤治疗糖尿病并发胃肠病变 30 例. 中国乡村医药杂志，2005，12（9）：52 – 53

🪷 双术汤

白术 15～30g　苍术 15～30g　厚朴 10～15g　枳壳 10～15g　槟榔 10～15g　延胡索 10～15g　郁金 10～15g　白芍 10～15g　干姜 5g　黄连 5g　炙甘草 5g

【用法】每日 1 剂，水煎 2 次共 500ml，分 2 次餐前服。治疗 4 周为一疗程。

【功效】健脾燥湿。

【适应证】**糖尿病胃轻瘫（脾虚水湿中阻证）**。症见：①糖尿病病程 5 年以上；②持续或间断性食后饱胀、恶心、厌食、上腹部不适等；③胃部饱满，振水声阳性；④X 线钡餐检查有胃收缩无力、蠕动减弱，钡剂滞留时间延长（>6 小时）；⑤胃镜、B 超检查排除有胃流出道梗阻、消化性溃疡及肝、胆、胰等器质性疾病。

【疗效】治疗 43 例，显效 15 例，有效 25 例，无效 3 例，总有效率为 93.0%。

【来源】范小红，张玉辉. 自拟双术汤治疗糖尿病性胃轻瘫的临床观察. 广东药学院学报，2005，21（2）：239

🪷 枳实消痞丸

枳实 20g　厚朴 20g　党参 12g　白术 12g　茯苓 12g　法半夏 9g（打碎）　黄连 9g　干姜 6g　炒麦芽 30g　葛根 15g　竹茹 9g　枇杷叶 9g　甘草 3g

【用法】每日 1 剂，水煎 2 次，取药汁 300ml，分 2 次服。1 个月为 1 个疗程。

【功效】消痞祛积，健脾和胃。

【适应证】**糖尿病胃轻瘫（气机郁滞，寒热互结证）**。症见：早饱、餐后腹胀、反复呃逆、恶心、发作性干呕或呕吐、厌食等。

【疗效】治疗 32 例，显效 19 例，有效 11 例，无效 2 例，总有效率为 93.75%。

【来源】董文玲. 枳实消痞丸加减治疗糖尿病性胃轻瘫 32 例疗效观察. 时珍国医国药，2009，20（2）：476 – 477

越鞠丸加味

苍术　神曲　茯苓　白术各 15g　香附　川芎　栀子　陈皮　山药各 10g　薏苡仁　砂仁各 6g（后下）

【用法】每日 1 剂，水煎 2 次，取药汁 300ml，分 2 次服。7 天为 1 个疗程，治疗 2~4 个疗程。

【功效】疏肝解郁，健脾益气，调理气机。

【适应证】**糖尿病胃轻瘫（肝郁气滞，气滞血郁证）**。症见：早饱、腹胀、嗳气、恶心、呕吐、食欲欠佳。

【疗效】治疗组 26 例，显效 10 例，有效 13 例，无效 3 例，总有效率 88.5%。

【来源】方秀梅. 中医治疗糖尿病性胃轻瘫 26 例. 陕西中医，2009，30（9）：1197 – 1198

雷氏芳香化浊方

藿香（后下）　佩兰　黄芩　鬼箭羽各 15g　陈皮　法半夏（打碎）　厚朴　大腹皮　荷叶各 10g　丹参 30g

【用法】每日 1 剂，水煎 2 次，取药汁 300ml，分 2 次服。

【功效】芳香化浊，和胃通降。

【适应证】**糖尿病胃轻瘫（气滞不畅，中焦湿阻，脾失健运，胃失和降证）**。症见：胃脘痞满、脘腹胀痛、食少纳呆、嗳气频作或恶心呕逆等，苔薄或腻，脉细濡或弦。

【来源】刘金刚，白璐，王世伟. 雷氏芳香化浊方加味治疗糖尿病性胃轻瘫 50 例. 山西中医，2009，25（6）：22 - 23

🪷 麦门冬汤加减

麦门冬　太子参　沙参　天花粉　生地各 15g　石斛　白芍　姜半夏　竹茹　佛手各 12g　芦根 15g　甘草 10g

【用法】每日 1 剂，水煎 2 次，取药汁 300ml，分 2 次服。2 周为 1 个疗程，共 2 个疗程。

【功效】滋阴养胃，降逆止呕。

【适应证】**糖尿病胃轻瘫（胃阴不足证）**。症见：口干咽燥，食后饱胀，时有干呕，呃逆，或便秘，纳差，舌红少津，苔薄黄，脉细数。

【临证加减】便秘者加玉竹、生首乌各 15g；腹胀明显者加木香、厚朴各 10g。

【疗效】治疗 23 例，治愈 10 例，有效 8 例，无效 5 例，总有效率 78.3%。

【来源】宋恩峰，张湘云，刘俊. 辨证治疗 2 型糖尿病性胃轻瘫临床研究. 中国中西医结合脾胃杂志，2000，8（4）：207 - 208

🪷 六君子汤加减

太子参　怀山药　莲子米　白蔻仁（后下）　神曲各 15g　白术法半夏（打碎）　陈皮　茯苓　厚朴　枳壳各 10g

【用法】每日 1 剂，水煎 2 次，取药汁 300ml，分 2 次服。2 周为 1 个疗程，共 2 个疗程。

【功效】健脾益气，和胃止呕。

【适应证】**糖尿病胃轻瘫（脾气虚弱证）**。症见：纳呆食少，脘腹胀满，恶心呕吐，神疲乏力，面色无华，四肢欠温。舌质淡红，苔薄白，脉细弱。

【临证加减】兼有阴虚者加石斛 15g；呕吐明显者加竹茹 10g，法半夏改为姜半夏；食滞重者加炒麦芽、谷芽各 15g、莱菔子 30g；血瘀明显者加川芎 10g、丹参 15g、赤芍 20g。

【疗效】治疗 17 例，治愈 8 例，有效 6 例，无效 3 例，总有效率82.4%。

【来源】宋恩峰，张湘云，刘俊. 辨证治疗 2 型糖尿病性胃轻瘫临床研究. 中国中西医结合脾胃杂志，2000，8（4）：207 – 208

✿ 复方保和丸

山楂肉 18g　建神曲 15g　法半夏 9g（打碎）　云茯苓 15g　广陈皮 9g　青连翘 6g　焦白术 9g　炒枳实 12g　炙黄芩 9g　川黄连 9g　川大黄 12g　枳椇子 9g（先煎）

【用法】水煎服 100ml（我院煎药室代煎），日 1 剂，分 2 次，早晚空腹温服。

【功效】消食导滞。

【适应证】**糖尿病胃轻瘫（食滞胃脘，腑气不畅证）**。症见：恶心、呕吐、早饱、厌食。

【疗效】治疗 40 例，显效 8 例，有效 19 例，无效 13 例，总有效率67.5%。

【来源】刘金城，梁建新，解琼. 复方保和丸治疗糖尿病性胃轻瘫的疗效. 中国自然医学杂志，2000，2（4）：208 – 209

✿ 醒脾运脾法

佩兰 10g　苍术 10g　木瓜 10g　党参 10g　白术 10g　茯苓 10g　甘草 6g　陈皮 10g　砂仁 6g（后下）　焦三仙 30g

【用法】每日 1 剂，水煎 2 次，取药汁 300ml，分 2 次服。10 天为一疗程，服 2～3 个疗程。

【功效】醒脾运脾，和胃化湿。

【适应证】**糖尿病胃轻瘫（脾虚湿盛证）**。症见：胃脘胀满，食后胀增，早饱、厌食、恶心、暖气、吞酸等为主要表现，体胖但多饮、多食、多尿不明显；胃镜或消化道钡餐造影检查示胃蠕动减慢或排空时间延长。

【临证加减】食滞者加莱菔子 10g、鸡内金 10g、槟榔 6g 消食化滞；气滞者加木香 6g、香附 10g、佛手 10g 理气解郁；湿重者加藿香 6g、厚朴花 6g 芳香化湿；气虚甚者加人参 9g、黄芪 12g、山药 10g 益气健脾。

【疗效】治疗组 79 例，显效 36 例（45.6%），有效 34 例（43%），无效 9 例，总有效率为 89.9%。

【来源】赵焕香. 醒脾运脾法治疗糖尿病性胃轻瘫 79 例. 北京中医，2000，（4）：18－19

🌸 一贯煎加味

生地　沙参各 30g　麦冬　丹参各 20g　枸杞　当归　枳壳　五味子　山茱萸　厚朴各 12g　川楝子 9g　姜半夏（打碎）　甘草各 10g　竹茹 15g

【用法】每日 1 剂，水煎 2 次，取药汁 300ml，分 2 次服。

【功效】滋水涵木，疏肝运脾，和胃降逆。

【适应证】**糖尿病胃轻瘫（肝胃阴虚证）**。症见：消瘦、渴饮、食后饱胀感，纳少，或恶心、呕吐、呃逆或泛酸；口干咽燥或胸胁胀满，腰膝酸软，便秘，舌红少苔，脉细弱或弦数。

【临证加减】便秘加生首乌 30g；反酸去枳壳加黄连 10g、吴茱萸 6g、木香 12g；烦渴多饮加知母 12g、天花粉 30g。

【疗效】治疗 50 例，治愈 28 例，好转 8 例，无效 4 例，总有效率 92%。

【来源】郑借忠. 一贯煎加味治疗糖尿病性胃轻瘫 50 例. 实用中医药杂志，2000，16（5）：21

🪷 益气养阴活血方

太子参 15g　石斛 15g　炙黄芪 15g　怀山药 15g　谷麦芽（各）15g　枳实 15g　香砂仁 3g（后下）　炒白术 10g　莪术 10g　甘草 6g

【用法】每日 1 剂，水煎 2 次，取药汁 200ml，分 2 次服。半个月为一疗程。

【功效】养阴益气，和胃通络。

【适应证】**糖尿病胃轻瘫（气阴两虚，气滞血瘀证）**。症见：腹胀、恶心、呕吐、食欲不振、嗳气等。

【疗效】治疗组 32 例中，显效 29 例，有效 2 例，无效 1 例，总有效率 96.9%。

【来源】王小超，冯栋年，陈世敬. 益气养阴活血法治疗糖尿病性胃轻瘫 32 例. 江苏中医，2000，21（10）：30－31

🪷 补气健脾升清降浊汤

黄芪 30g　党参 20g　焦白术 12g　炒山药 20g　当归 12g　陈皮 10g　升麻 10g　柴胡 12g　葛根 10g　枳壳 10g　广木香（后下）10g　鸡内金 10g（打碎）　川芎 6g

【用法】每日 1 剂，水煎 2 次，取药汁 300ml，分 2 次服。2 个月为一疗程。

【功效】补气健脾，升清降浊。

【适应证】**糖尿病胃轻瘫（脾胃虚弱证）**。症见：胸脘不舒，痞塞胀满，食后腹胀，早饱，气短乏力，体倦懒言，大便稀溏，舌淡苔白，脉沉细无力。

【疗效】治疗 30 例，显效 12 例，有效 12 例，无效 6 例，总有效率 80%。

【来源】米会平，陈益的，李广波. 中西医结合治疗糖尿病性胃轻瘫 30 例临床体会. 河北职工医学院学报，2000，17（1）：51－52

🌸 苍朴六君汤

陈皮10g　半夏10g（打碎）　党参20g　白术10g　茯苓15g　苍术10g　厚朴10g　砂仁10g（后下）　枳壳10g　代赭石25g（先煎）

旋覆花10g（包煎）　白蔻仁10g（后下）　当归12g

【用法】每日1剂，水煎2次，取药汁300ml，分2次服。2个月为一疗程。

【功效】健脾化湿止呕。

【适应证】**糖尿病胃轻瘫（脾虚湿盛证）**。症见：胸脘痞闷，食后腹胀，纳少体倦，呕恶痰多，呕吐涎沫，舌苔黄淡，边有齿痕，苔白腻脉濡缓。

【疗效】治疗30例，显效12例，有效12例，无效6例，总有效率80%。

【来源】米会平，陈益的，李广波. 中西医结合治疗糖尿病性胃轻瘫30例临床体会. 河北职工医学院学报，2000，17（1）：51-52

🌸 柴胡疏肝散加味

柴胡12g　陈皮12g　杭白芍12g　枳壳10g　川芎10g　香附10g　郁金10g　法半夏10g（打碎）　竹茹25g　代赭石25g（先煎）　当归12g

【用法】每日1剂，水煎2次，取药汁300ml，分2次服。2个月为一疗程。

【功效】疏肝解郁，理气消滞。

【适应证】**糖尿病胃轻瘫（肝气不舒证）**。症见：胸脘不舒，痞塞满闷，口苦时干呕，心烦易怒，两胁胀满，善太息，舌苔白，脉弦弱。

【疗效】治疗30例，显效12例，有效12例，无效6例，总有效率80%。

【来源】米会平，陈益的，李广波. 中西医结合治疗糖尿病性胃轻瘫30例临床体会. 河北职工医学院学报，2000，17（1）：51-52

🪷 黄芪建中汤加减

黄芪 30g 桂枝 广木香（后下） 春砂仁（后下） 生姜 甘草各 6g 党参 茯苓各 15g 炒白芍 20g 法半夏 10g（打碎） 川黄连 5g 吴茱萸 3g 大枣 5 枚

【用法】每日 1 剂，水煎 2 次，取药汁 300ml，分 2 次服。20 天为一疗程。

【功效】温中散寒，健脾和胃，升清降浊。

【适应证】**糖尿病胃轻瘫（升降失司，胃失和降证）**。症见：脘腹胀闷，呕吐时作时止，嗳气，纳食稍多即吐，倦怠乏力，面色白，大便时溏，舌质淡苔薄白，脉弦细。

【临证加减】腹胀甚者加草豆蔻，纳呆者加以谷芽、麦芽，肾阳虚者加附子、肉桂。

【疗效】治疗 28 例，经 2～3 个疗程治疗，治愈 2 例，好转 21 例，无效 5 例，总有效率 82.1%。

【来源】王继升. 黄芪建中汤加减治疗糖尿病胃轻瘫 28 例. 实用中医药杂志，2003（12）：634

🪷 加味香苏散

紫苏梗 10g 陈皮 10g 制香附 10g 党参 15g 麦冬 10g 白芍 10g 白术 10g 黄芩 8g 茯苓 15g 丹参 15g 炒麦芽 10g 柴胡 10g 枳壳 10g 甘草 10g

【用法】每日 1 剂，水煎 2 次，取药汁 300ml，分 2 次服。15 天为 1 个疗程。

【功效】健脾补中，理气柔肝。

【适应证】**糖尿病胃轻瘫（脾虚肝旺，中焦气机瘀滞证）**。症见：反复发作的上腹部不适、胃脘饱胀感、早饱感、腹胀，尤以饮食后症状明显，嗳气、或伴有恶心甚至呕吐，食欲差、饥饿感减退或消失，矢气少等症状。

【疗效】治疗 98 例，治愈 61 例（62.2%），好转 24 例（24.5%）无效 13 例，总有效率为 86.7%。

【来源】梁贵廷. 加味香苏散治疗糖尿病胃轻瘫 98 例. 中医杂志, 2003, 44 (3)：209

❀ 四磨汤加味

人参 15g　乌药 10g　槟榔 15g　沉香 6g　苍术 10g　茯苓 30g　薏苡仁 30g　川朴 10g　黄连 10g

【用法】每日 1 剂，水煎 2 次，取药汁 450ml，分 3 次服。3 周为 1 个疗程。

【功效】消痞除满，健脾降逆，控制血糖。

【适应证】**糖尿病胃轻瘫（脾虚气滞证）**。症见：疲乏无力，少气懒言，胸闷脘痞，纳呆呕恶，形体肥胖，胃脘胀满、食后加剧、早饱、厌食、恶心欲吐、嗳气吞酸。

【疗效】治疗组 34 例中，显著效果者 18 例，有效 14 例，无效 2 例，总有效率 94.1%。

【来源】李自召. 四磨汤治疗糖尿病性胃轻瘫. 医药论坛杂志, 2003, 24 (19)：77

❀ 健脾降糖汤

黄芪 30g　白术 20g　法半夏（打碎）　紫苏叶　鸡内金（打碎）
枳实各 10g　竹茹　沙参 12g　丹参　石斛 15g　穿山甲 6g　甘草 5g

【用法】加水 350ml，文火煎 20 分钟，复煎，每次取汁 200ml，混合，分早晚 2 次温服，15 天为一疗程。

【功效】健脾理气，化痰行瘀。

【适应证】**糖尿病胃轻瘫（脾气亏虚，痰湿阻滞证）**。症见：胸脘不舒，痞塞胀满，食欲减退，气短乏力，体倦懒言，喜温喜按，舌淡苔白，脉沉细。

【临证加减】偏热者加黄连10g，疼痛者加延胡索10g。

【疗效】疗效显著。

【来源】王海亭，孔祥海，方少华. 健脾降糖汤治疗糖尿病性胃轻瘫20例疗效观察. 新中医，2004，36（9）：36－37

半夏泻心汤加味

法半夏12g（打碎）　黄芩10g　干姜10g　黄连6g　甘草10g
大枣5枚　人参6g　炒白术10g　炒枳壳10g　山楂10g

【用法】每日1剂，水煎2次共取汁400ml，分2次餐前服用。

【功效】恢复中焦升降，消除痞满。

【适应证】**糖尿病胃轻瘫（脾胃虚弱，寒热错杂证）。**

【疗效】治疗43例，显效22例，有效18例，无效3例，总有效率93.02%。

【来源】周水平. 半夏泻心汤加味治疗糖尿病性胃轻瘫43例. 中国中医急症，2005，14（9）：898

左金四逆散

柴胡10g　炒枳壳10g　炒赤芍15g　延胡索15g　吴茱萸6g　炒黄连3g　郁金12g　炒青皮10g　制香附15g　夜交藤30g　大腹皮15g，生麦芽10g　沉香曲15g　炙甘草5g

【用法】每日1剂，水煎2次，取药汁300ml，分2次服。

【功效】疏肝行气。

【适应证】**糖尿病胃轻瘫（肝郁气滞证）。**症见：胃脘胀满，时有隐痛，两胁不适，乳房作胀，嗳气频作，偶反酸水，情绪欠佳，夜寐不安，舌苔多薄白，脉弦。

【来源】赵志刚. 辨证治疗糖尿病性胃轻瘫 45 例. 浙江中医学院学报, 2005, 29 (3)：34

🪷 黄连温胆汤加味

陈皮 10g　厚朴 10g　茯苓 20g　半夏 15g（打碎）　炒黄连 5g　枳实 10g　炒槟榔 20g　砂仁 5g（后下）　木香 15g（后下）　焦山楂 30g　莱菔子 20g　鸡内金 20g（打碎）　炒竹茹 15g　藿香 10g

【用法】水煎，每日 1 剂，分上、下午 2 次温服。

【功效】消食化痰。

【适应证】**糖尿病胃轻瘫（食积痰阻证）**。症见：胃脘食后饱胀，纳呆，恶心，呕吐，嗳气酸臭，大便不畅，形胖，舌苔多厚腻，脉滑。

【来源】赵志刚. 辨证治疗糖尿病性胃轻瘫 45 例. 浙江中医学院学报, 2005, 29 (3)：34

🪷 百合地黄汤加味

生地黄 20g　百合 20g　石斛 12g　山药 30g　白扁豆 30g　生白芍 20g　炙甘草 5g　麦冬 15g　知母 10g　川牛膝 10g　制大黄 5g　炒栀子 10g　生白术 20g　旋覆花 15g（包煎）

【用法】每日 1 剂，水煎 2 次，取药汁 300ml，分 2 次服。

【功效】养胃降逆。

【适应证】**糖尿病胃轻瘫（胃阴不足证）**。症见：胃脘痞闷不适，口干咽燥，时有恶心，大便偏干，形瘦，舌质多红，脉弦细。

【来源】赵志刚. 辨证治疗糖尿病性胃轻瘫 45 例. 浙江中医学院学报, 2005, 29 (3)：34

🪷 六君吴茱萸汤

党参 20g　茯苓 20　炒白术 20g　炙甘草 5g　炙黄芪 30g　桂枝

10g　干姜5g　吴茱萸5g　炒黄连5g　法半夏15g　肉豆蔻5g　丁香5g　陈皮10g　神曲30g

【用法】每日1剂，水煎2次，取药汁300ml，分2次服。

【功效】温脾和胃。

【适应证】**糖尿病胃轻瘫（脾胃虚寒证）**。症见：胃脘胀满不适，喜温喜按，纳少，恶心，时吐清水，口中乏味，大便偏溏，平素怕冷，神疲肢软，舌质多淡胖，脉细。

【来源】赵志刚. 辨证治疗糖尿病性胃轻瘫45例. 浙江中医学院学报，2005，29（3）：34

大承气汤加味

　　厚朴15~30g　炒莱菔子30g　枳实9g　桃仁9g　赤芍15g　大黄9g（后下）　芒硝6g（冲服，体质弱者减量或不用）　黄芪20g　白术15g

【用法】日1剂，文火煎至100ml，每日2次，饭前温服。

【功效】运脾降胃。

【适应证】**糖尿病胃轻瘫（脾失健运，胃气上逆证）**。症见：胃胀、早饱、恶心、呕吐。

【来源】黄春玲. 大承气汤加味治疗糖尿病性胃轻瘫. 山东中医杂志，2005，24（6）：340-341

胃瘫宁方

　　黄芪30g　党参20g　陈皮12g　半夏15g（打碎）　白术12g　茯苓12g　山药30g　香附18g　穿山甲10g　皂角刺12g　水蛭12g　当归15g　莪术10g

【用法】每日1剂，水煎2次，取药汁300ml，分2次服。

【功效】益气健脾，活血化瘀。

【适应证】**糖尿病胃轻瘫（气阴两虚，兼有血瘀证）**。症见：腹胀、痞满、不思饮食、身倦乏力等。

【疗效】治疗120例，显效68，有效44例，无效8例，总有效率93.3%。

【来源】郑建民，石省军. 胃瘫宁方治疗糖尿病性胃轻瘫120例临床观察. 山东中医杂志，2008，27（8）：523－524

加味枳实消痞汤

党参30g　枳实15g　白术30g　茯苓10g　法半夏10g　厚朴10g

丹参30g　干姜10g　川黄连10g　麦芽30g　神曲30g　炙甘草6g

【用法】煎煮并真空包装成200ml/袋。每日2次，早、晚餐后30分钟，口服。

【功效】补脾益气活血，行气消痞除满。

【适应证】**糖尿病胃轻瘫（脾虚气滞血瘀、寒热错杂并见证）**。主症：①脘腹胀满或胀痛，纳少或纳后胀痛加重；②舌淡或红且有瘀斑，边有齿痕，苔黄。兼症：①心烦易怒，或嗳气，或呕吐酸水或清水，或有烧灼感；②不知饥或不欲食，大便异常或便溏，或体倦乏力，少气懒言，或晨起脘腹胀痛，喜温喜按；③脉细弱或涩。

【疗效】治疗组共33例，治愈5例（15.15%），显效19例（57.58%），有效6例（18.18%）；无效3例（9.09%），总有效率为90.91%。

【来源】赵云燕，谢炜，季建隆，等. 加味枳实消痞汤治疗糖尿病胃轻瘫的临床研究. 北京中医药大学学报，2010，33（5）：354－357

香砂六君子丸加味

党参12g　白术12g　干姜6g　茯苓12g　法半夏12g　香附12g

陈皮9g　吴茱萸6g　砂仁6g

【用法】每日 1 剂，水煎 2 次，取药汁 450ml，分 3 次服。7～14 日为一疗程。

【功效】健脾益胃，驱寒除湿。

【适应证】**糖尿病胃轻瘫（脾阳虚衰证）**。症见：腹胀、恶心、呕吐、厌食、早饱、嗳气，餐后症状加重。

【临证加减】恶心、呕吐较重者加伏龙肝、竹茹、生姜以和胃降逆；腹胀较重者加枳壳、厚朴、木香以行气消胀；嗳气呃逆较重者加丁香、柿蒂以降逆止呕；厌食较重者加白蔻、麦芽、神曲以健脾消食。

【疗效】治疗 38 例，治愈 31 例，7 例好转，治愈率 81.6%，有效率 100%。治愈病例中，最快者 3 天平均 11 天治愈。

【来源】廖宏. 中医治疗糖尿病胃轻瘫 38 例疗效观察. 吉林医学，2010，31（10）：1408

黄芩滑石汤

黄芩 9g 滑石 9g 草豆蔻 9g 厚朴 9g 猪苓 9g 法半夏 茯苓 各 15g

【用法】每日 1 剂，水煎 2 次，取药汁 300ml，分 2 次服。

【功效】清热利湿，温中健脾。

【适应证】**糖尿病胃轻瘫（虚实夹杂、湿阻中焦证）**。症见：口渴欲饮，胸腹痞满，恶心干呕，食后饱胀，大便干结或溏而不爽，舌红苔黄腻，脉濡缓。

【临证加减】若湿重者可加藿香、佩兰祛湿；若是热象偏重者可加竹茹、通草清热；若是脘痞甚者加枳壳运脾和胃。

【来源】黄晓华. 中医辨证治疗糖尿病性胃轻瘫 86 例. 四川中医，2010，28（10）：71－72

🪷 升阳益胃汤加减

黄芪30g　党参　茯苓各15g　白术10g　陈皮10g　法半夏10g

泽泻10g　白芍18g　黄连6g　柴胡8g　独活8g　防风8g　生姜3片

甘草3g

【用法】每日1剂，水煎2次，取药汁300ml，分2次服。

【功效】健脾益胃，清热利湿。

【适应证】**糖尿病胃轻瘫（阴津耗竭，湿热中阻证）**。症见：神疲乏力，少气懒言，胃纳不佳，面色无华，大便溏薄，舌质淡，苔薄白，脉濡缓。

【临证加减】热重者可加黄芩、黄柏清热；若是湿重者可加苍术、藿香驱湿。

【来源】黄晓华. 中医辨证治疗糖尿病性胃轻瘫86例. 四川中医，2010，28（10）：71－72

🪷 麦门冬汤加减

麦冬　太子参　沙参　莲子　葛根　怀山药各15g　百合　天花

粉各9g　石斛　白芍　木香　半夏（打碎）各10g　炒谷麦芽20g

大枣3枚

【用法】每日1剂，水煎2次，取药汁300ml，分2次服。

【功效】滋阴和胃，降逆止呕。

【适应证】**糖尿病胃轻瘫（胃阴不足证）**。症见：口干咽燥，食后饱胀，或干呕，呃逆，便秘，纳差，舌红少津，苔薄黄，脉细数。

【疗效】治疗21例，显效13例，好转4例，无效4例，总有效率80.9%。

【来源】黄晓华. 中医辨证治疗糖尿病性胃轻瘫86例. 四川中医，2010，28（10）：71－72

益气养胃方

黄芪 20g　太子参 15g　白术 12g　茯苓 12g　炙甘草 6g　山药 12g

陈皮 6g　生地黄 15g　麦冬 15g　沙参 20g　玉竹 12g　香橼皮 10g

【用法】每日 1 剂，水煎 2 次，取药汁 300ml，分 2 次服。

【功效】益气健脾，养阴和胃。

【适应证】**糖尿病胃轻瘫（气阴两虚兼有气滞证）**。症见：①确诊为 2 型糖尿病且病程在 5 年以上；②存在早饱、腹胀、恶心、呕吐、嗳气、厌食、反酸、上腹饱胀不适等消化不良症状且持续 4 周以上；③实验室检查示肝肾功能正常；④胃镜检查示无黏膜损伤和幽门梗阻；⑤胃排空检测示胃排空明显延迟；⑥可合并周围神经病变或视网膜病变。

【临证加减】腹胀较重，加枳壳、木香、厚朴；食滞纳呆，加砂仁、神曲、炒谷麦芽；呕恶明显，加制半夏、生姜；嗳气甚，加竹茹、沉香；反酸、嘈杂不舒，合用左金丸；津伤重、口燥咽干明显，加石斛、天花粉。

【来源】兰亚平，韩玉爱. 益气养胃方结合针刺治疗糖尿病性胃轻瘫 32 例. 中医研究，2010，23（4）：74－75

橘皮竹茹汤加减

橘皮 12g　竹茹 12g　大枣 5 枚　生姜 9g　甘草 6g　人参 3g

【用法】每日 1 剂，水煎 2 次取汁 400ml，分 2 次饭前 30 分钟口服。

【功效】补虚清热，和胃降逆。

【适应证】**糖尿病胃轻瘫（阴虚燥热，胃失和降证）**。症见：食欲减退、餐后上腹饱胀、嗳气、呃逆、恶心、呕吐、上腹不适或疼痛；X 线钡餐检查示胃收缩无力、蠕动减弱、钡剂滞留时间延长、钡剂排空大于 6 小时；胃镜、B 超检查排除胃流出道梗阻、消化性溃疡及肝、胰器质性病变。

【临证加减】胁肋胀满，嗳气频频，舌红苔黄，脉弦者减人参，加柴胡 12g、郁金 12g、黄芩 12g；头晕目眩，大便不爽，舌淡脉沉者减竹茹，加枳实

12g、瓜蒌30g、半夏12g；体倦懒言，喜温喜按，舌淡苔白，脉沉细者减竹茹，加黄芪12g、白术12g、升麻9g。

【疗效】治疗42例，显效21例，有效18例，无效3例，总有效率92.86%。

【来源】胡艳丽，王桐玲. 橘皮竹茹汤加减治疗糖尿病性胃轻瘫42例. 河北中医，2005，27（11）：848

🏵 金蒿莱组方

鸡内金10g　刘寄奴15g　莱菔子12g　沙参15g　淮山药15g　白术10g　茯苓15g　厚朴6g　枳壳10g

【用法】每日1剂，水煎2次，取药汁300ml，分2次服。

【功效】健脾益气，活血化瘀。

【适应证】**糖尿病胃轻瘫（胃肠热结、阴虚燥热、气阴两伤证）**。症见：腹胀、早饱、厌食、嗳气、恶心、呕吐、体重减轻，症状通常在餐后较为严重；X线钡剂造影检查提示胃蠕动收缩力减弱或者排空延迟；无消化性溃疡及幽门梗阻等疾病，并排除器质性胃病导致的胃动力异常。

【疗效】观察组50例，显效35例，有效10例，无效5例，总有效率90%。

【来源】陈小将，朱曙东. 金蒿莱组方治疗糖尿病性胃轻瘫50例. 江西中医药大学学报，2014，26（3）：37-40

🏵 和胃消滞方

党参20g　茯苓15g　白术15g　枳实10g　厚朴10g　郁金10g
姜黄10g　砂仁（后下）6g　焦山楂15g　鸡内金10g　炙甘草10g

【用法】每日1剂，水煎2次，取药汁300ml，分2次服。4周为一疗程。

【功效】补脾益气，活血通络之法以和胃消滞。

【适应证】**糖尿病胃轻瘫（脾虚气滞血瘀证）**。症见：恶心、呕吐、厌食、腹胀等。

【疗效】观察 48 例，临床痊愈 15 例，显效 23 例，有效 8 例，无效 2 例，有效率为 95.8%。

【来源】李永刚. 和胃消滞方联合多潘立酮治疗糖尿病胃轻瘫 48 例. 河南中医，2015，35（7）：1584－1586

🌸 升降消痞方

蝉蜕 6g　僵蚕 10g　姜黄 10g　制大黄 6g　枳实 10g　厚朴 10g
黄连 6g　莱菔子 20g　生白术 20g　姜半夏 10g　陈皮 10g　白豆蔻 10g
炙鸡内金 10g　干姜 6g　马齿苋 20g　麦芽 10g

【用法】常规水煎服，每次 200ml，分别于早、晚餐前 30 分钟温服。

【功效】调和脾胃，畅达气机，升清降浊。

【适应证】**糖尿病胃轻瘫（气机升降失常证）**。症见：痞满、早饱、食欲不振、恶心呕吐等。

【临证加减】神疲乏力者，加山药、太子参；腹泻便软者，加芡实、炒薏苡仁；兼有气阴两虚者，加党参、天花粉、五味子；兼寒湿者，加制苍术、泽泻；兼湿热者，加青蒿、芦根；兼瘀血者，加地龙、桃仁。

【疗效】治疗组 38 例，临床痊愈 10 例，显效 18 例，有效 5 例，无效 5 例，总有效率为 86.84%。

【来源】王炜. 升降消痞方治疗糖尿病胃轻瘫临床观察. 上海中医药杂志，2015，49（11）：46－47

🌸 耳穴贴压

耳穴取穴：脾　胃　肝　胰　神门　小肠　大肠　内分泌（两耳交替）

【用法】采用苏州环球针灸仪器厂出产磁铁贴压于上述穴位，每穴轻轻垂直颤压 60 次，每天患者自己按压 2 次，每周换贴 2 遍，4 周为一疗程，连续治疗 1 个疗程。

【功效】疏肝理气，消滞止呕。

【适应证】**糖尿病胃轻瘫（肝胃不和证）**。症见：有糖尿病史，伴有饱胀、嗳气、恶心、呕吐、上腹部不适、烧灼感等。

【疗效】60 例患者经 4 周治疗后，显效 45 例，占 75%；有效 10 例，占 16.67%；无效 5 例，占 8.33%。

【来源】蔡敬宙，潘锦瑶. 耳穴贴压治疗糖尿病胃轻瘫疗效观察. 辽宁中医杂志，2002，29（6）：358

🌸 苍术散敷神阙穴

苍术 10g　黄芪 10g　砂仁　莱菔子各 5g　大黄 3g（均以研末后计量）　生姜汁 2~3ml

【用法】加白酒调成软泥状，敷神阙穴，外用胶布固定，16~20 小时，日 1 次，疗程 3 周。

【功效】燥湿健脾，益气升阳。

【适应证】**糖尿病胃轻瘫（脾胃虚弱、水湿痰浊阻于中焦证）**。症见：口渴多饮，脘腹痞闷，饥而少食，食后饱胀，恶心或干呕，大便干结或溏而不爽，舌淡红，边有齿印，苔白厚腻，脉濡缓。

【疗效】治疗 40 例，显效 27 例（67.5%），有效 11 例（27.5%），无效 2 例（5.0%），总有效率 95%。

【来源】任凤怡. 苍术散敷神阙穴治疗糖尿病胃轻瘫 40 例. 中国药事，2002，16（6）：380

🌸 脐疗方

半夏 6g　厚朴 6g　白芥子 20 粒　肉桂 2g　吴茱萸 6g　白胡椒 10 粒　莱菔子 6g

【用法】将上药共研细末，以姜汁适量调为糊状，敷于脐部，上覆纱布，胶布固定，每日换药 1 次。7 日为 1 个疗程，疗程间隔 3 日。

【功效】健脾和胃，利湿行滞为主，兼以温中散寒，祛痰通络，养阴清热。

【适应证】**糖尿病胃轻瘫（脾胃气滞，痰湿内阻证）**。症见：①有糖尿病史；②临床表现除糖尿病本身固有症状外，伴有以胃排空延迟为特征的证候群，早饱、厌食、餐后上腹饱胀、嗳气、恶心、呕吐、上腹不适或疼痛；③X线钡餐检查示胃收缩无力、蠕动减弱、钡剂滞留时间延长 >6 小时；④胃镜、B 超检查排除胃流出道梗阻，消化性溃疡及肝、胆、胰器质性病变。

【疗效】治疗 60 例，总有效率 96.66%。

【来源】徐爱萍，盛骥锋. 中西医结合治疗糖尿病胃轻瘫 60 例. 河北中医，2004，26（4）：285 - 286

隔姜温针灸

取穴：中脘　关元　足三里（双）　　内关（双）

【用法】先将艾条切成 2cm 长的艾段，然后再把老姜切成 0.1cm 厚的姜片，在姜片的中央穿一小孔以便针柄穿过。治疗时，患者平卧位，将穴位常规消毒，针刺后采用补法使之得气，然后把穿有小孔的姜片从针柄的末端穿过，使姜片贴于皮肤上，再将艾段插在针柄顶端，艾段约同针柄顶端齐平，最后在艾段靠近皮肤一端将其点燃，使针和姜片变热（其中内关穴以针刺为主，不用灸法，取平补平泻）。每穴连续灸 3 壮，每日治疗 1 次，15 天为 1 个疗程，疗程期间休息 3 天。所有病例均严格控制饮食，根据体质量制定饮食处方，同时应用药物控制血糖。

【功效】健脾益肾，补益气血。

【适应证】**糖尿病胃轻瘫（脾肾阳虚证）**。症见：早饱、厌食、恶心、呕吐、烧心、上腹部饱胀、嗳气。

【疗效】治疗 54 例，观察治疗 2 个疗程。显效 29 例（53.7%），有效 22

例（40.7%），无效 3 例（5.5%），总有效率为 94.5%。

【来源】李智滨. 隔姜温针灸治疗糖尿病性胃轻瘫 54 例. 现代中西医结合杂志，2005，14（16）：2174

健脾和胃理气通降法针刺

取穴：内关　中脘　足三里　公孙（均为双侧）

【用法】内关直刺 1 寸，用捻转泻法以针感向腕指方向放射为度；足三里直刺 1.5 寸，用提插捻转补法以局部麻胀或向膝腹部放射为度；中脘直刺 1 寸，用捻转泻法以脐腹酸胀为度；公孙 1 寸，提插捻转泻法以局部酸胀为度。留针 30 分钟，每日 1 次，6 天为一疗程，中间休息 1 天进行第 2 个疗程，共 4 个疗程。

【功效】健脾和胃，理气通降。

【适应证】**糖尿病胃病（脾失健运，胃气上逆证）**。症见：食后饱胀感，或恶心、呕吐。

【疗效】治疗 41 例，显效 24 例，有效 13 例，无效 4 例，总有效率 90.2%。

【来源】莫睿，刘波. 健脾和胃、理气通降法针刺治疗糖尿病性胃轻瘫的临床观察. 针灸临床杂志，2005，21（5）：20－21

第四章　糖尿病肠病

糖尿病性肠病是各型糖尿病中晚期并发症之一，是由内脏自主神经损伤所致，临床表现为间歇性腹泻及吸收不良综合征，对患者全身功能影响较大。该种疾病的发病率占糖尿病患者的 20% 左右。西医学关于其发病机制学说众多，缺乏统一性。中医学对糖尿病肠病有独特认识，认为其病位在胃肠，累及肝脾肾，病机为"本虚标实"，本虚脾胃虚弱为主，标实是湿热、气滞、燥热、痰浊等。随着中医学发展及各医家对本病认识不断深入，临床治疗已经取得显著疗效，显示出中医药治疗糖尿病肠病的巨大优势和潜力。

（一）泄　泻

❀ 连理汤加味

黄连 5g　党参 12g　苍术　白术　广木香（后下）　苦参　藿梗草豆蔻各 10g　干姜 3g　生甘草 8g　马齿苋 20g

【用法】每日 1 剂，水煎 2 次，取药汁 300ml，分 2 次服。

【功效】健运脾胃，清热利湿。

【适应证】**糖尿病腹泻（脾胃虚弱、湿热食滞证）**。症见：反复发作泄泻，多泻于晨间或晚上，兼有腹胀肠鸣，苔黄而腻，脉象细数。

【来源】赵卫红，张觉人. 中医治疗糖尿病慢性并发症. 湖北中医杂志，2000，22（5）：31

健脾温肾益气固肠汤

人参　制附子（先煎）　炒白术　桂枝　枳壳各10g　黄芪　赤石脂各20g　云茯苓　车前子各15g　升麻　五味子各4g

【用法】每日1剂，水煎2次，取药汁300ml，分2次服。

【功效】健脾温肾，益气固肠。

【适应证】**糖尿病腹泻（脾肾阳虚证）**。症见：顽固性腹泻，便质清稀，腹肌力弱，或兼有内脏下垂，精神倦怠，形寒肢冷，舌淡苔黄白，脉细而迟。

【来源】杨国秀. 中医治疗糖尿病性腹泻. 中国医药报，2002，（1）：11

葛根芩连汤加味

葛根15g　黄芩　白头翁　栀子各10g　黄连　豆豉　甘草各6g

【用法】每日1剂，水煎2次，取药汁300ml，分2次服。

【功效】清热燥湿，和胃止泻。

【适应证】**糖尿病腹泻（湿热内阻证）**。症见：胸脘痞闷，纳呆，或便下黄褐，臭秽不爽，或便秘，肛门灼热，腹胀而痛，舌红苔黄腻，脉滑数。

【临证加减】恶心呕吐甚者加半夏、竹茹；纳呆者加槟榔、鸡内金；便秘或泻下不爽者，加木香、大黄。

【来源】杨国秀. 中医治疗糖尿病性腹泻. 中国医药报，2002，（1）：11

健脾益气厚肠汤

太子参15g（或人参6g）　云茯苓15g　怀山药　炒薏苡仁各30g　炒白术　枳壳　陈皮各10g　炙甘草5g

【用法】每日1剂，水煎2次，取药汁300ml，分2次服。

【功效】健脾益气厚肠。

【适应证】**糖尿病腹泻（脾胃气虚证）**。症见：面色萎黄，精神倦怠，食欲不振或食后作胀，脘腹隐痛，泛吐清水，便溏稀薄，舌淡苔白，脉细弱。

【临证加减】腹胀而痛者，加木香、厚朴；食少纳呆者，加山楂、鸡内金；泛酸冷痛者，加砂仁、延胡索；便下水泻者，加车前子、泽泻。

【来源】杨国秀. 中医治疗糖尿病性腹泻. 中国医药报，2002，（1）：11

降糖止泻方

黄芪30g 党参15g 土白术15g 土山药30g 车前子30g（包煎） 肉豆蔻10g 补骨脂10g 芡实10g 葛根30g 丹参20g 桂枝10g 制附子10g（先煎）

【用法】每日1剂，水煎2次，取药汁300ml，分2次服。

【功效】补气健脾，温阳止泻，佐以活血祛瘀。

【适应证】**糖尿病腹泻（脾肾虚弱，清气下陷，气虚血瘀证）**。症见：形寒肢冷，面色㿠白，腰膝酸软，腹中冷痛。久泻久痢，五更泄泻，下利清谷。小便不利、肢体浮肿，甚则腹胀如鼓；或见小便频数，余沥不尽，或夜尿频多。舌淡胖或边有齿痕，舌苔白滑。脉沉细无力。

【疗效】治疗34例中，临床治愈29例（85.3%），显效4例（11.7%），无效1例（3%），总有效率97%。

【来源】王新民. 降糖止泻方治疗老年糖尿病性腹泻34例. 2003，23（7）：33

补肾固肠止泻方

丹参 芡实各30g 党参 炙黄芪各20g 六一散18g（包煎） 炒白术 附子各6g

【用法】每日1剂，水煎2次，取药汁300ml，分2次服。7天为一疗程。

【功效】温补脾肾，固肠止泻。

【适应证】**糖尿病腹泻（脾胃气虚，清气不升，水湿内停证）**。症见：腹泻稀水样便，每日十数次，伴腹痛隐隐，腹胀肠鸣，腹冷畏寒，恶心呕吐，舌质淡有紫，苔白腻，脉濡细。

【疗效】38 例糖尿病腹泻患者通过服用中药后，23 例治愈，治愈率 60%，好转15 例，大便次数减为每日 2~4 次，总有效率100%。

【来源】周志龙. 补肾固肠止泻方配合西药治疗糖尿病腹泻38 例. 陕西中医，2008，29（12）：1161

益气健脾饮

黄芪25g　党参15g　怀山药15g　云茯苓12g　炒白术12g　苍术12g　陈皮12g　升麻9g　薏苡仁12g　芡实12g　葛根12g

【用法】每日 1 剂，水煎 2 次，取药汁300ml，分 2 次服。20 天为 1 个疗程，一般连续用药 3 个疗程。

【功效】益气健脾，渗湿止泻。

【适应证】**老年糖尿病腹泻（脾虚失运，水湿中阻）**。症见：大便每天 3~5 次，气短乏力，神萎面淡，眼睑虚浮，不思饮食，腹痛隐隐。舌质淡、苔薄白，脉濡细。

【临证加减】肾虚腰痛加杜仲、山萸肉；腹胀纳差加神曲、焦山楂；气短胸闷加木香、丹参。

【疗效】治疗46 例中，临床治愈27 例，有效16 例，无效 3 例。总有效率为93.48%。

【来源】袁运硕. "益气健脾饮"治疗老年糖尿病性腹泻46 例. 江苏中医药，2008，40（7）：50

脾肾双调饮

生黄芪　炒山药　葛根各15g　党参　肉豆蔻　莲子各10g　炒白术　补骨脂各12g

【用法】每日 1 剂，水煎 2 次，取药汁 300ml，分 2 次服。14 天为 1 个疗程。

【功效】升清降浊，健脾强肾，化湿止泻。

【适应证】**糖尿病腹泻（脾肾两虚，湿滞内停证）**。症见：大便每天 3 ~ 5 次，气短乏力，神萎面淡，眼睑虚浮，不思饮食，腹痛隐隐。舌质淡、苔薄白，脉濡细。

【临证加减】阳虚明显者加干姜 10g、附子 6g；食欲欠佳者加神曲 15g、麦芽 10g；腹胀明显加厚朴 10g、木香 10g；腹痛加白芍 15g；肝郁气滞加柴胡、香附各 10g；腹泻明显加芡实 10g；血瘀加丹参、三七各 10g。

【疗效】40 例中治愈 22 例，显效 15 例，无效 3 例，总有效率 92.50%。

【来源】李克强. 脾肾双调饮治疗 2 型糖尿病性腹泻 40 例. 陕西中医，2008，29（12）：1651 – 1652

乌梅丸加减

乌梅 10g　党参 20g　炮附子（先煎）　干姜　川黄连各 12g　肉桂　黄柏　川椒各 6g　细辛 3g　当归 15g

【用法】加水 500ml，先煎炮附子，再入乌梅，后投其余药味，煎至 200ml，早、晚餐后温服。

【功效】酸甘辛苦复法，酸甘化阴，辛苦通降，辛甘为阳，酸苦为阴。

【适应证】**糖尿病腹泻（燥热阴虚，脾虚失运，蕴湿化热证）**。症见：大便稀薄或如水样，次数增多，可伴腹胀腹痛等症；饮食不当、受寒或情绪变化可诱发。

【疗效】治疗 52 例，治愈 20 例（38.5%），好转 24 例（46.2%），无效 8 例（15.4%），总有效率 84.6%。

【来源】邬金玲，张帅，李步满，等. 乌梅丸加减治疗糖尿病性腹泻 52 例. 中国中医药信息杂志，2008，15（7）：71

（二）便　秘

❁ 柴胡舒肝散加减

　　柴胡10g　枳壳10g　白芍30g　川芎10g　香附10g　陈皮12g
桔梗10g　杏仁10g　薤白8g　火麻仁15g　郁李仁12g　甘草6g

【用法】每日1剂，水煎2次，取药汁300ml，分2次服。

【功效】舒肝理气，导滞通便。

【适应证】**糖尿病便秘（肝郁脾虚证）**。症见：排便困难，大便干结，嗳气频作，胁腹痞闷胀痛，舌苔黄腻，脉弦。

【来源】吕晓庆，吕蕾．糖尿病性便秘的中医辨证论治体会．光明中医，2006，(8)：25－26

❁ 通便灵

　　黄芪15g　当归15g　地龙20g　黄精20g　瓜蒌15g　玄参15g
桃仁12g　白芍15g　枳实10g　肉苁蓉20g

【用法】每日1剂，水煎2次，取药汁300ml，分2次服。2周为1个疗程。

【功效】益气养阴，活瘀通络。

【适应证】**糖尿病便秘（气阴两虚，瘀血阻络证）**。症见：神疲乏力，口干喜饮，五心烦热，自汗盗汗，心悸气短，虽有便意，但不易排出，舌质红少津，苔少，脉细涩。

【临证加减】面色黄白，倦怠乏力者，加山药20g、白术15g；口干多饮者，加天花粉30g或知母10g，生石膏15g；面色晦暗，舌有瘀斑瘀点者，改用当归尾，并重用方中活血化瘀之品；胀气明显，去黄精、玄参，加陈皮、槟榔、莱菔子各10g；不排便7天者，加生大黄粉15～20g冲服。

【疗效】治疗 36 例，临床痊愈（大便正常，其他症状消失）12 例；显效（便秘明显改善，间隔时间及便质接近正常；或大便稍干而排便间隔在 72 小时以内）22 例；有效（排便间隔缩短 1 天或便质干结改善）2 例。总有效率 100%。

【来源】张先茂. 自拟方通便灵治疗糖尿病便秘 36 例. 中国社区医师，2004，(17)：41

消渴润肠方

　　生地黄　麦冬　玄参　白芍　何首乌　桃仁（打）　火麻仁　郁李仁　枳实　柏子仁各 15g　知母　当归　石斛　木香各 10g

【用法】每日 1 剂，水煎 2 次，取药汁 300ml，分 2 次服。

【功效】滋阴清热，养血活血，行气解郁，润燥通便。

【适应证】**糖尿病便秘（阴虚燥热、气阴两伤、血虚血瘀证）**。症见：排便费力，排便时间延长，想排而排不出大便，干球状便或硬便，排便不尽感，排便次数少、排便量少，伴腹胀等。

【临证加减】气虚加生黄芪 20g，白术 15g；血瘀加三七 4g，川芎 10g；阴虚明显加天花粉 15g，乌梅 6g；腹胀明显加厚朴 15g，紫苏梗 10g；湿热蕴结加大黄 6~10g，莱菔子 15g。

【疗效】治疗组 40 例，痊愈 11 例，显效 15 例，有效 10 例，无效 4 例，总有效率达 90.0%。

【来源】何晓航，韩声宇，俞行. 消渴润肠方治疗糖尿病性便秘 40 例临床观察. 新中医，2014，46（5）：148－150

平胃散合参苓白术散加减

　　生黄芪 30g　党参 15g　炒白术 12g　茯苓 15g　白扁豆 30g　薏苡仁 15g　车前子 30g（包煎）　熟大黄 3g　苍术 9g　炒枳实 9g　厚朴

9g　广木香（后下）9g　砂仁（后下）9g　桔梗 6g　杏仁 6g

【用法】每日 1 剂，水煎 2 次，取药汁 300ml，分 2 次服。

【功效】健脾化湿，行气导滞。

【适应证】**糖尿病湿秘（湿阻气滞证）**。症见：便出不畅，腹闷不舒，不欲进食，常伴倦怠乏力，或周身沉重，或头晕头沉，或有紧缩感，舌苔厚腻，或白或黄，脉弦或弦滑。

【来源】冯兰玲. 糖尿病湿秘治验. 山东中医杂志，2006，（4）：281

益气养阴活血通便方

黄芪 30g　生白术 20g　玄参 10g　麦门冬 10g　生地黄 10g　当归 10g　杏仁 10g　肉苁蓉 10g　大黄 6g　桃仁 10g　枳壳 10g　升麻 10g

【用法】每日 1 剂，水煎 2 次，取药汁 300ml，分 2 次服。

【功效】补肺健脾益肾以固气阴，益气活血润肠通便以清除肠积气。

【适应证】**糖尿病便秘（脾肺气虚血瘀证）**。症见：排便次数减少，费力，时间延长，便后不尽感，乏力，腹胀，舌有瘀斑等。

【疗效】治疗 25 例，治愈 8 例，有效 15 例，无效 5 例，总有效率 92%。

【来源】吴久勤. 益气养阴活血通便方治疗 2 型糖尿病便秘临床观察. 河北中医，2009，31（11）：1644－1650

健脾益肺方

黄芪 15g　白术 30g　紫菀 15g　枳壳 10g　升麻 6g　火麻仁 30g　肉苁蓉 30g

【用法】每日 1 剂，水煎 2 次，取药汁 300ml，分 2 次服。

【功效】健脾益肺。

【适应证】**糖尿病便秘（脾肺气虚证）**。主症：大便并不干硬，虽有便意，但排便困难，用力努挣则汗出短气。次症：便后乏力，神疲懒言，舌淡苔白，脉弱。

【疗效】治疗 36 例，近期治愈 14 例，显效 12 例，好转 7 例，无效 3 例，总有效率为 91.7%。

【来源】马永顺，健脾益肺方治疗脾肺气虚型糖尿病便秘临床观察，辽宁中医药大学学报，2012，14（2）：150－151

润通方

肉苁蓉 10g 玄参 10g 黄精 10g 决明子 15g 瓜蒌仁 10g 杏仁 10g 当归 10g 知母 10g 桃仁 10g 莱菔子 10g 牛膝 10g 枳壳 10g 升麻 10g

【用法】每日 1 剂，水煎 2 次，取药汁 300ml，分 2 次服。2 周为一疗程。

【功效】滋阴清热，散结开郁。

【适应证】**糖尿病便秘（阴虚燥热，气机郁滞证）**。症见：排便间隔时间延迟，超过 72 小时，大便排出困难，每次超过 20 分钟，平时需要服用泻药或其他方法辅助排便，大便不能一次排尽，大便不尽感等。

【临证加减】体虚疲劳、易汗出者，加炙黄芪、生白术；口干明显者，加天花粉、天门冬；腹胀痛明显者，加紫苏梗、厚朴；大便秘结严重者，加制大黄；阴虚有热者，加蒲公英、生地黄、焦栀子；小便频数者，加益智仁、芡实；视物模糊者，加枸杞子、菊花；失眠者，加酸枣仁、柏子仁。

【疗效】治疗 38 例，治愈 27 例，有效 10 例，无效 1 例，总有效率为 97.37%。

【来源】裴琴. 润通方治疗糖尿病便秘疗效观察. 上海中医药杂志，2012，46（10）：46－47

养血益气方

黄芪 生地各 30g 太子参 黄精 枸杞子各 20g 枳实 肉苁蓉

桃仁各 10g　丹参　火麻仁各 15g

【用法】每日 1 剂，水煎 2 次，取汁 300ml，分早晚 2 次口服。结合莫沙必利 5mg，3 次/天，饭前服，疗程 3 周。

【功效】养血益气。

【适应证】**糖尿病便秘（肾精不足，血络瘀阻证）**。症见：大便秘结，腰膝酸软，气短乏力，舌质紫暗，脉沉细数。

【临证加减】舌苔厚腻者加陈皮、苍术、厚朴、白豆蔻；阴虚明显者加知母、玄参和女贞子；阴血亏虚者加何首乌、当归、山茱萸和麦冬；若腹胀难忍、便秘时间超过 4 天，体质尚强者，去火麻仁，加番泻叶 3～9g，大便通后则减量。

【来源】王晖. 中医养血益气法结合莫沙必利治疗 2 型糖尿病便秘疗效观察. 临床和实验医学杂志，2008，（7）：168

桃仁承气汤合藿朴夏苓汤加减

桃仁 15g　赤芍 15g　炒莱菔子 15g　枳实 15g　大黄 15g（后下）
藿香 8g　厚朴 8g　半夏 8g　茯苓 10g

【用法】每日 1 剂，水煎 2 次，取药汁 300ml，分 2 次服。

【功效】健运脾胃，芳香化浊，清利湿热。

【适应证】**糖尿病便秘（湿热中阻证）**。症见：形丰面赤，周身困重，口渴口苦，大便干结，舌质红，苔黄厚腻。

【来源】吕晓庆，吕蕾. 糖尿病性便秘的中医辨证论治体会. 光明中医，2006，（8）：25－26

六味地黄汤合增液汤加减

生地 15g　山萸肉 12g　山药 12g　茯苓 10g　丹皮 15g　麦冬 15g
玄参 12g　当归 15g　白芍 15g　制首乌 15g

【用法】每日 1 剂，水煎 2 次，取药汁 300ml，分 2 次服。

【功效】滋阴补肾，润肠通便。

【适应证】**糖尿病便秘（阴虚便秘证）**。症见：大便干燥，秘结难解，形体消瘦，或见眩晕耳鸣，心悸怔忡，腰膝酸软，大便如羊屎状，舌红少苔，脉细数。

【来源】吕晓庆，吕蕾. 糖尿病性便秘的中医辨证论治体会. 光明中医，2006，(8)：25－26

参苓白术散加减

党参 10g　黄芪 15g　茯苓 12g　白术 10g　陈皮 12g　当归 10g　火麻仁 15g　郁李仁 15g　杏仁 12g　生首乌 12g

【用法】水煎服，每日 1 剂，分 2 次温服。

【功效】益气健脾，养肺润肠。

【适应证】**糖尿病便秘（气虚证）**。症见：汗出气短，倦怠懒言，大便秘结，或虽有便意，努责不出，舌淡胖，苔薄白，脉沉细。

【来源】吕晓庆，吕蕾. 糖尿病性便秘的中医辨证论治体会. 光明中医，2006，(8)：25－26

补肾润燥方

沙苑子 10g　黄精 10g　玉竹 10g　知母 10g　川芎 10g　丹参 10g　荔枝核 10g（打碎）　莱菔子 10g　枳实 10g　厚朴 10g　连翘 10g　菟丝子 10g　天花粉 15g，绞股蓝 20g　玄参 20g　葛根 20g　当归 20g　生地 20g

【用法】每日 1 剂，水煎 2 次，取药汁 300ml，分 2 次服。

【功效】补益脾肾，滋阴生津，行气活血。

【适应证】**糖尿病便秘（肾虚肠燥证）**。症见：①排便间隔时间延长，超过 72 小时，且排便困难；②大便排出困难，1 次排便在 20 分钟以上；③平时需要服用泻药或其他方法协助排便者；④大便不能一次排尽，或有堵塞感，或便意不尽感；⑤症状持续 1 个月以上，反复发作。

【疗效】治疗组 68 例，治愈 44 例，有效 20 例，无效 4 例，总有效率 94.1%。

【来源】梁成. 补肾润燥方治疗糖尿病便秘 68 例. 陕西中医，2009，30（1）：28

❀ 增液通便方

玄参 20g　生地 20g　麦冬 20g　肉从蓉 12g　麻子仁 15g　白芍 15g　厚朴 6g　桃仁 10g　当归 15g　白术 15g

【用法】每日 1 剂，水煎 2 次，取药汁 300ml，分 2 次服。

【功效】滋阴增液，清热润燥，活血化瘀。

【适应证】**糖尿病便秘（阴虚亏损，燥热内盛证）**。症见：大便干结，努挣难下，伴头晕，舌少津或舌淡无苔，脉细弱。

【临证加减】气虚甚者加生黄芪；便秘严重者加制大黄、玄明粉；阳虚甚者，加桂枝、肉桂；失眠者加酸枣仁、夜交藤。

【疗效】治疗组 36 例，治愈 28 例，好转 5 例，未愈 3 例，总有效率 91.67%。

【来源】苏露煜，曹平. 增液通便方治疗糖尿病便秘 36 例. 陕西中医学院学报，2015，38（2）：58-59

第五章　糖尿病眼病

几乎所有的眼病都可能发生在糖尿病患者身上。如眼底血管瘤、眼底出血、泪囊炎、青光眼、白内障、玻璃体浑浊、视神经萎缩、黄斑变性、视网膜脱落。而且糖尿病患者发生这些眼病的几率明显高于非糖尿患者群。视网膜病变是最常见的严重糖尿病眼病，常造成视力减退或失明。据统计，50%糖尿病病程在 10 年左右者可出现该病变，15 年以上者达 80%。糖尿病病情越重，年龄越大，发病的几率越高。该病是糖尿病微血管病的后果，由于糖尿病引起视网膜毛细血管壁损伤，加之血液呈高凝状态，易造成血栓和血瘀，甚至血管破裂。中华医学会糖尿病分会的研究表明，糖尿病慢性并发症的总患病率为 73.2%，而眼病约占一半达 36.8%。目前，糖尿病视网膜病变已成为仅次于老年性视网膜变性之后的四大致盲因素之一，但是，糖尿病视网膜病变早期治疗效果还是比较理想的，而且早期预防的花费要远远低于晚期治疗的费用。

现代中医学认为阴虚是糖尿病眼病的基本病机，病理演变过程为气阴两虚—肝肾亏虚—阴阳两虚的转化特点及瘀、郁、痰三个重要致病因素。近年来关于糖尿病眼病的病因病机认识可主要集中在虚、瘀、痰等方面。国医大师唐由之教授认为气阴两虚夹瘀为糖尿病眼病的主要病机，气阴两虚为本，目络不通，血溢络外为标。消渴病久体衰，肾之精气渐亏，气血生化减少，且鼓动无力，眼底出现血瘀，日久产生视网膜新生血管。近年来中医在治疗糖尿病眼病中的应用研究越来越广泛，并且取得了一定的进展，中医辨证治疗糖尿病眼病显示了其整体治疗的独特优势。

🪷 消渴明目方

黄芪　山药各30g　玄参　麦冬　枸杞　泽泻　党参　菊花各15g　葛根　草决明各12g　丹参10g　川芎18g

【用法】每日1剂，水煎2次，取药汁300ml，分2次服。14天为1个疗程，连续治疗2个疗程。

【功效】养阴益气，活血明目。

【适应证】糖尿病视网膜病变（气阴两虚，兼有血瘀证）。症见：三多症状明显，倦怠乏力，心慌气短，头晕耳鸣，失眠多梦或心悸健忘，自汗盗汗，五心烦热，或骨蒸潮热，形体消瘦，唇红咽干，尿频色黄，大便干。舌苔薄白或少苔，舌质红少津，脉沉细或细数。或伴胸闷胸痛、刺痛，或上下肢疼痛，或肢体麻木，半身不遂，面有瘀斑，月经血块多色紫。舌紫暗或淡暗，有瘀点、瘀斑，舌下静脉怒张，脉来细涩。

【疗效】35例经治后，显效11例，占31.4%；有效20例，占57.1%；无效4例，占11.4%；总有效率88.6%。

【来源】李劲亮. 消渴明目方治疗早期糖尿病性视网膜病变35例. 国医论坛, 2000, 15（6）：24

🪷 补肾清肝消瘀明目汤

三七10g　羚羊角粉15g（磨粉冲服）　郁金15g　炒牡丹皮30g　赤芍药20g　墨旱莲20g　密蒙花20g　蚕沙15g　石斛15g　丹参30g　葛根20g　川芎20g　枸杞子20g　茯苓20g

【用法】每日1剂，水煎2次，取药汁300ml，分2次服。

【功效】补肾清肝，消瘀明目。

【适应证】糖尿病视网膜病变（肝肾阴虚，瘀血阻滞证）。症见：前有黑影，视物模糊，目睛干涩，咽干口渴，腰膝酸软，五心烦热，舌红或暗，苔少，脉沉细或细涩。

【疗效】治疗 36 例（36 眼），临床痊愈 4 例，显效 14 例，有效 17 例，无效 1 例，总有效率97.22%。

【来源】廉海红. 补肾清肝消瘀明目法治疗糖尿病视网膜病变 36 例疗效观察. 河北中医，2010，32（5）：734－735

密蒙花方

生黄芪30g　女贞子15g　黄连6g　肉桂3g　密蒙花9g

【用法】每日 1 剂，水煎 2 次，取药汁 300ml，分 2 次服。

【功效】益气固表，益肝肾阴虚，和血止血。

【适应证】**糖尿病视网膜病变（气阴两虚、瘀阻目络证）**。主症：视物模糊，目睛干涩。次症：神疲乏力、自汗；五心烦热、腰膝酸软、便秘。舌红少津舌暗淡或有瘀点；脉细数无力、脉弦细。

【疗效】治疗 31 例，显效 10 例，有效 20 例，无效 1 例，总有效率96.7%。

【来源】严京，高健生，接传红，等. 密蒙花方改善早期糖尿病视网膜病变中医症状及其用药安全性的研究. 北京中医药大学学报，2010，33（11）：773－776

益气养阴活血方

太子参30g　山茱萸20g　枳壳20g　丹参30g　生黄芪20g　生葛根30g

【用法】每日 1 剂，水煎 2 次，取药汁 300ml，分 2 次服。3 个月为一疗程。

【功效】益气养阴活血。

【适应证】**糖尿病视网膜病变（气阴两虚兼气滞血瘀证）**。①气阴两虚证主症：眼外观端好，视物昏花，目睛干涩，倦怠乏力，气短懒言，五心烦热，口干咽燥；次症：口渴喜饮，心悸失眠，溲赤便秘，舌体胖大，舌红少津，舌质紫暗或有瘀,脉细数。②血行瘀滞兼有症:上症基础上兼见:面色灰暗,肌肤甲错,肢体麻木,头晕头痛,舌质紫暗或有瘀点瘀斑,脉涩或细涩。

【疗效】治疗组27例,痊愈1例,显效3例,有效21例,无效2例,总有效率92.6%。

【来源】江国荣,王纯庠,张露蓉.益气养阴活血方治疗2型糖尿病性视网膜病变临床疗效观察.辽宁中医杂志,2010,37(5):774-776

补肾助阳活血利水方

熟地黄30g 山药20g 山茱萸20g 枸杞子20g 菟丝子 楮实子 五味子 肉苁蓉 丹参各15g 葛根20g 泽兰20g 益母草15g 桔梗10g

【用法】每日1剂,水煎2次,取药汁300ml,分2次服。

【功效】补肾助阳,活血利水。

【适应证】**糖尿病视网膜病变(阳虚血瘀证)**。症见:眼底出现视网膜特征性的微血管瘤、出血、硬性渗出、软性渗出、视网膜新生血管。且目光暗淡无神、神疲乏力、腰膝酸软、畏寒肢冷。

【疗效】所有病例30例(60只眼)治疗后,显效37只眼(61.67%),有效15只眼(25.00%),无效8只眼(13.33%),总有效率86.67%。

【来源】于俊义.补肾助阳活血利水方治疗单纯证糖尿病视网膜病变30例.河北中医,2010,32(4):576-577

滋阴活血方

川芎12g 桃仁10g 红花10g 赤芍12g 丹参15g 当归15g 生地15g 熟地15g 玄参12g 麦冬15g 葛根15g 天花粉12g

【用法】每日1剂,水煎2次,取药汁300ml,分2次温服。

【功效】滋阴活血。

【适应证】糖尿病眼底病变（阴虚燥热证）。症见：有糖尿病史，视网膜出血，水肿。

【用法】每日 1 剂，水煎 2 次，取药汁 300ml，分 2 次服。30 天为 1 个疗程。

【临证加减】全身辨证加减：肺燥津伤，加天花粉至 20g、生地 20g、黄连 10g；胃热炽盛，加石膏 30g、知母 10g；湿热中阻，加栀子 10g、半夏 10g、黄连 10g；脾胃气虚，加人参 10g、茯苓 20g、葛根 20g、白术 10g；肾阴不足，加熟地 20g、山药 15g、枸杞 10g、山萸肉 10g；阴阳两虚，加鹿角胶 12g、补骨脂 10g、肉苁蓉 10g、五味子 10g。

局部辨证加减：浊邪上扰，加白蔻仁 10g、薏苡仁 30g；气滞血郁，加柴胡 10g、郁金 10g、丹皮 10g；肝肾不足，加菟丝子 10g、五味子 10g、枸杞子 10g、熟地 15g、当归 10g；心脾两虚，加远志 10g、五味子 10g。

辨病加减：眼底有出血的，加三七粉 3g、蒲黄炭 10g；眼底出血不吸收，加大丹参用量至 30g；眼底水肿明显，加车前子 10g、茺蔚子 10g、栀子 10g、黄芩 10g；眼底渗出物较多的，加黄连 6g、胆南星 10g、车前子 10g、茺蔚子 10g；视乳头充血，小血管弯曲，视网膜黄斑区呈暗红色，丹参加至 30g、茺蔚子 10g；眼底渗出物及色素较多的，加牛膝 10g；视网膜水肿明显的，加泽兰 10g、益母草 10g。

【疗效】3 个疗程后统计疗效。治疗 25 例，显效 12 例，有效 10 例，无效 3 例，总有效率 88%。

【来源】张晓明. 滋阴活血法为主治疗单纯性糖尿病眼底病变的 50 例临床观察. 亚太传统医药，2010，6（4）：29 – 30

益气活血养阴利水方

黄芪 15g　黄精 10g　生地 10g　旱莲草 15g　蒲黄（布包）6g

【用法】每日 1 剂，水煎 2 次，取药汁 300ml，分 2 次服。30 天为 1 个疗程，用 3 个疗程。

【功效】益气养阴活血利水。

【适应证】**糖尿病视网膜病变（气阴两虚，血络瘀阻证）**。主症：视物昏花，目睛干涩。次症：面色晦暗，肢体麻木，倦怠乏力，气短懒言，五心烦热，口干咽燥，大便干结，舌质淡，或舌暗红少津，或有瘀斑瘀点，或脉细数，或脉涩。

【疗效】治疗32例，显效3例，有效25例，无效4例，总有效率87.5%。

【来源】熊静，彭清华，吴权龙，等. 益气养阴活血利水法治疗单纯性糖尿病视网膜病变临床研究. 中国中医眼科杂志，2009，19（6）：311－314

🌸 行气活血健脾利水方

黄芪20g　当归12g　生地黄12g　桃仁9g　红花9g　赤芍12g
枳壳9g　川芎9g　香附9g　茯苓12g　白术10g　薏苡仁20g

【用法】每日1剂，水煎2次，取药汁300ml，分2次服。

【功效】行气活血，健脾利水。

【适应证】**糖尿病性黄斑水肿（气血瘀滞、水湿内停证）**。

【疗效】治疗组33例，显效6例，有效16例，无效11例，总有效率为66.7%。

【来源】邹红，黎蕾，任建萍，等. 行气活血健脾利水方治疗糖尿病性黄斑水肿的临床研究. 中国中医眼科杂志，2014，24（5）：327－331

🌸 补气健脾养阴方

生黄芪30g　女贞子　益母草　薏苡仁各15g　茯苓　猪苓　黄连
密蒙花　桂枝　乌梅各10g　肉桂2g

【用法】每日1剂，水煎2次，取药汁300ml，分2次服。

【功效】补气健脾养阴，利水渗湿。

【适应证】**糖尿病性黄斑水肿（气阴两虚、水湿内停证）**。症见：视野缺损、色觉障碍、光斑进行性扩大，等等。

【疗效】治疗组显效 9 例，有效 25 例，无效 20 例，总有效率 62.96%。

【来源】接传红，高健生，郭欣璐. 补气健脾养阴方联合激光治疗糖尿病性黄斑水肿疗效观察. 陕西中医，2014，35（10）：1303–1304

🪷 理气化瘀清肝明目方

丹参 30g　生石决明 20g（先煎）　　柴胡　黄芩　菊花　青葙子各 15g　生晒参　生栀子　枳实各 9g　珍珠粉 0.6g（冲服）　　水蛭 4g

【用法】每日 1 剂，水煎 2 次，取药汁 300ml，分 2 次服。

【功效】滋补肝肾，活血化瘀。

【适应证】**糖尿病视网膜病变（肝肾不足兼有血瘀证）**。症见：视网膜出血、渗出、水肿，视力下降。

【疗效】治疗组 72 只眼，有效 35 只眼，稳定 26 只眼，恶化 11 只眼，总有效率 84.7%。

【来源】张琳钧，冯学祯. 理气化瘀清肝明目方治疗糖尿病性视网膜病变疗效观察. 陕西中医，2014，35（4）：452–453

🪷 糖网 1 号方

生地黄 15g　熟地黄 15g　山药 15g　山茱萸 15g　天冬 10g　麦冬 10g　玄参 10g　天花粉 10g　党参 15g　黄芪 20g　白术 10g　白茅根 15g　小蓟 10g　茺蔚子 10g

【用法】每日 1 剂，水煎 2 次，取药汁 300ml，分 2 次服。

【功效】益气养阴清热。

【适应证】**糖尿病视网膜病变玻璃体积血（气阴两虚证）**。症见：玻璃体积血、视力减退。

【疗效】治疗组 22 只眼，治愈 1 只眼，显效 10 只眼，进步 9 只眼，无效 2 只眼，有效率为 90.90%。

【来源】车媛媛，朱宁云. 糖网 1 号方治疗气阴两虚型糖尿病性视网膜病变玻璃体积血 22 例. 中医研究，2014，27（11）：25 – 26

养阴通络明目方

磁石（先煎）30g　生地黄　石斛　丹参　川牛膝　菟丝子各 15g　熟地黄　黄芪各 20g　当归　川芎　枳壳　防风各 10g　三七 5g　桃仁 12g　苦杏仁　甘草各 6g

【用法】每日 1 剂，水煎 2 次，取药汁 300ml，分 2 次服。

【功效】滋养精血，化瘀通络，明目退翳。

【适应证】**糖尿病视网膜病变（精血不足、瘀浊内阻证）**。症见：眼底出现视网膜微血管瘤、出血、硬性渗出、棉绒斑、视网膜新生血管等。

【疗效】治疗组 71 只眼，显效 19 只眼，有效 28 只眼，无效 14 只眼，恶化 10 只眼，总有效率 82.2%。

【来源】杨锐，韦志强，刘燕霞等. 养阴通络明目方治疗单纯型糖尿病视网膜病变 40 例临床观察，新中医，2014，46（3）：123 – 125

益气养阴活血方

黄芪　女贞子各 30g　生地黄 15g　灵芝　决明子　苍术各 20g　丹参 12g　制大黄 6g

【用法】每日 1 剂，水煎 2 次，取药汁 300ml，分 2 次服。12 周为一疗程。

【功效】益气养阴活血。

【适应证】**糖尿病早期微血管病变（气阴两虚夹瘀证）**。症见：少气懒言，声音低微，呼吸气短，神疲乏力，头晕目眩，口燥咽干，盗汗自汗，舌淡或红少津或少苔,脉象细数或虚弱。并可伴见有疼痛、肿块、肤、面、唇、甲等改变,舌质紫暗或见紫斑、紫点等络脉瘀阻表现。

【来源】柴可夫,牛永宁,孔丽娅.益气养阴活血方对糖尿病早期微血管病变患者干预的临床研究.浙江中医杂志,2014,4(2):98-99

滋阴益气通络方

黄芪30g　葛根10g　三七10g　生地黄20g　决明子12g　枸杞子10g　当归12g　生蒲黄(布包)10g　地龙9g　水蛭12g　山药15g　茺蔚子10g

【用法】每日1剂,水煎2次,取药汁300ml,分2次服。

【功效】益气养血,滋补肝肾,活血通络。

【适应证】**糖尿病视网膜病变(气阴两虚、络脉瘀阻证)**。症见:视物模糊,目睛干涩,或视物变形,或眼前黑花飘舞,神疲乏力,气短懒言,口干咽燥,自汗,便干或稀溏,舌胖嫩、紫暗或有瘀斑,脉沉细无力。

【疗效】治疗组51例,显效15例,有效31例,无效4例,恶化1例,总有效率90.19%。

【来源】贾慧珍.滋阴益气通络方治疗非增殖期糖尿病视网膜病变临床研究.河北中医,2014,36(12):1846-1848

益气养阴消瘀通络方

黄芪10g　紫草　僵蚕　金银花各8g　地龙5g　丹参　黄连各2g　全蝎3g　桑白皮28g

【用法】每日1剂,水煎2次,取药汁300ml,分2次服。

【功效】益气养阴,消瘀通络。

【适应证】**糖尿病视网膜病变(气阴两虚、脉络瘀阻证)**。症见:倦怠乏力,自汗盗汗,气短懒言,口渴多饮,或五心烦热,肢体麻木或刺痛,夜间加重，或头晕目眩，或视物模糊，舌红少津，或舌暗有瘀斑，脉沉细。

【疗效】治疗组 35 例患者在接受治疗后，患者空腹血糖、餐后 2 小时血糖以及血糖指标、糖化血红蛋白等均明显下降，且明显优于对照组，组间比较具有统计学意义。

【来源】陶毅. 益气养阴消瘀通络方结合胰岛素泵治疗糖尿病视网膜病变疗效观察. 陕西中医，2015，36（7）：860－861

升清降浊通络明目方

黄芪 40g　玄参 30g　丹参 30g　山药 30g　苍术 15g　泽兰 15g
益母草 15g　黄连 10g　密蒙花 10g　决明子 10g　瓜蒌 10g　枳实 10g
大黄 6g　三七 6g　肉桂 3g

【用法】每日 1 剂，水煎 2 次，取药汁 300ml，分 2 次服。

【功效】健脾升清，荡涤痰瘀，通络明目。

【适应证】糖尿病视网膜病变（脾气虚弱，浊瘀互结）。症见：视力稍减退或正常，目睛干涩，或眼前少许黑花飘舞，眼底见视网膜少许微血管瘤散在出血和渗出，视网膜病变多为 1～3 级；可伴神疲乏力，气短懒言，口干咽燥，自汗，便干或稀溏，舌胖嫩紫暗或有瘀斑，脉沉细无力。

【来源】史薇，刘亚男，薛秋慧，等. 升清降浊通络明目方对糖尿病视网膜病变血脂血流变的影响. 西部中医药，2015，28（6）：89－91

糖网方

熟地　枸杞子各 15g　山药　山萸肉各 12g　茯苓　泽泻　杜仲
麦冬　沙苑子　五味子　川芎　丹参　当归各 10g　丹皮　甘草各 6g

【用法】每日 1 剂，水煎 2 次，取药汁 300ml，分 2 次服。服用 2～3 个月。

【功效】补益肝肾，活血行血，滋阴明目。

【适应证】**非增殖期糖尿病性视网膜病变（气阴不足，瘀血内阻证）**。症见：视力下降，眼底见微动脉瘤、视网膜、黄斑水肿、棉绒斑、出血点，静脉串珠样改变等，主要伴有形体消瘦，多饮多尿，腰膝酸软等全身症状，舌红少苔，脉细数。

【疗效】治疗组 32 例，显效 3 例，有效 27 例，无效 2 例，总有效率为 93.75%。

【来源】姜春晓，邱广武，马海琴，等. 自拟糖网方为主治疗肝肾阴虚型非增殖期糖尿病性视网膜病变 32 例临床观察. 浙江中医杂志，2015，50（10）：735－736

理气化瘀清肝明目方

珍珠粉 0.6g　柴胡 15g　生晒参 9g　丹参 30g　黄芩 15g　枳实 9g　菊花 15g　生石决明（先煎）20g　青葙子 15g　水蛭 4g　生栀子 9g

【用法】每日 1 剂，水煎 2 次，取药汁 300ml，分 2 次服。服用 2~3 个月。

【功效】理气化瘀，清肝明目。

【适应证】**糖尿病性视网膜病变（气虚血瘀证）**。症见：视力稍减退或正常，目睛干涩，或眼前少许黑花飘舞，眼底见视网膜少许微血管瘤散在出血和渗出，视网膜病变多为 1~3 级；可伴神疲乏力，气短懒言，自汗，便稀溏，舌胖嫩紫暗或有瘀斑，脉沉细无力。

【疗效】治疗 100 例，痊愈 70 例（70%），显效 15 例（15%），好转 10 例（10%），无效 5 例（5%），总有效率 95%。

【来源】尚庆阳. 观察理气化瘀清肝明目方治疗糖尿病性视网膜病变的临床效果. 糖尿病新世界，2015，（2）：61

第六章 糖尿病脑病

糖尿病脑病是糖尿病中一种严重的慢性并发症。患者表现为学习、记忆、解决问题的能力下降，主要特征为获得性认知和行为缺陷。其发病机制比较复杂，确切发病机制尚不明确。现代研究认为糖尿病酮症酸中毒、高渗昏迷及反复低血糖都会损伤中枢神经系统，而脑的物质转运及能量代谢障碍、神经递质发生变化也可损伤中枢神经系统，导致认知功能下降。本病应归属中医学消渴合并痴呆、健忘范畴。消渴多责之于肾，阴虚燥热是其发病之本。阴虚燥热，耗气伤阴，肺燥胃热，肾虚使津液代谢异常停痰留湿；热灼津液，血黏成痰；痰、湿、瘀阻滞脑络，气血不能通达清窍，出现神明失用、健忘等。证属本虚标实，而以肾虚为本，痰浊血瘀为标。

❀ 行气活血化瘀通络方

柴胡 12g　枳壳 12g　陈皮 12g　香附 10g　当归 12g　生地 12g
川芎 12g　桃仁 15g　牛膝 15g

【用法】每日 1 剂，水煎 2 次，取药汁 300ml，分 2 次服。

【功效】行气活血，化瘀通络。

【适应证】**糖尿病并发中风（气滞血瘀，脉络瘀阻）**。症见：血压高出正常范围，血糖、血脂均高；肢体活动不灵或语言不利，舌质黄暗，苔薄黄；脉细数有力。

【临证加减】舌苔黄厚者加生石膏 30g、知母 20g。

【来源】瞿绪军，张艳玲. 中医辨证治疗糖尿病并发中风. 工企医刊，2005，18 (5)：48

益气养阴活血通络方

西洋参10g　黄芪30g　太子参15g　玄参20g　生地30g　麦冬30g　龟甲（先煎）10g　鳖甲（先煎）10g　当归12g　桃仁　红花各12g　丹参30g　川芎10g　甘草10g

【用法】每日1剂，水煎2次，取药汁300ml，分2次服。

【功效】益气养阴，活血通络。

【适应证】糖尿病并发中风（气阴两虚，脉络瘀阻）。症见：肢体僵硬拘挛或纵软不收，或乏力，肢体麻木，口干渴症明显，血糖、血脂均高；舌质紫暗无苔或少苔；脉细涩无力。

【来源】瞿绪军，张艳玲. 中医辨证治疗糖尿病并发中风. 工企医刊，2005，18（5）：48

金匮肾气汤合吐痰逐瘀汤

方1：附子（先煎）30g　肉桂30g（后下）　熟地10g　山药12g　山茱萸15g　泽泻10g　茯苓25g　丹皮3g　牛膝12g　车前子12g（包煎）

方2：人参15g　苍术12g　当归9g　甘草6g　细辛10g　猪牙皂30g（砸碎）　干姜12g　高良姜9g　三棱9g　莪术9g　川乌9g（先煎）　草乌9g（先煎）　天南星12g　肉苁蓉12g　槟榔12g　郁金9g　大黄12g　芒硝18g（冲）

【用法】每日1剂，水煎，每天2次，每次200ml口服。治疗开始后第1天煎服方2，睡前和次日早饭前服1次，第2天服方1，早晚各服1次。第3天依次类推。

【功效】温补温中温下。

【适应证】糖尿病脑梗死（肾阳不足，痰浊上泛证）。症见：共济失调，筋骨痿软无力，足废不能用，舌强不能言，皮肤灼热，口干不欲饮。

【疗效】治疗 103 例，显效 80 例，有效 19 例，无效 4 例，总有效率 96.12%。

【来源】崔延昌，李玉海. 金匮肾气汤合吐痰逐瘀汤治疗糖尿病脑梗死疗效分析. 实用中医药杂志，2010，26（9）：601 - 602

益气养阴化痰通络方

生黄芪 30g　当归尾 10g　水蛭 5g　麦冬 10g　生山楂 20g　地龙 15g　石菖蒲 12g　生地 15g　葛根 15g　丹参 15g　陈胆星 6g　天竺黄 5g

【用法】每日 1 剂，水煎分 2 次服，每次 200ml。

【功效】益气养阴，化痰通络。

【适应证】**糖尿病合并脑梗死（气阴两虚，瘀血阻络证）**。症见：口干喜饮，神疲乏力，半身不遂，头晕头痛，舌质暗伴有瘀斑瘀点，脉细涩等。

【临证加减】上肢不遂明显者加片姜黄 10g，桂枝 5g；言语不利者加远志 6g，郁金 10g；血压高、头晕者加天麻 10g，钩藤 20g；血脂高者加何首乌 20g，决明子 10g；下肢不遂明显者加川续断 15g，怀牛膝 15g。

【疗效】治疗 49 例，基本治愈 6 例，显著进步 30 例，进步 9 例，不变化或恶化 4 例，总有效率 91.8%。

【来源】李再叶. 益气养阴化痰通络法拟方治疗糖尿病合并脑梗死疗效观察. 中医药临床杂志，2012，24（8）：727

第七章　糖尿病心脏病

糖尿病心脏病是指糖尿病并冠状动脉粥硬化、心肌病及心自主神经病变。本病发病年龄轻，发展快，患病率与病死率高，极易发生心律失常、心衰和猝死，是糖尿病多种并发症中危害生命最严重的一种。中医古代文献无此病证概念，据其临床表现为心痛、心悸、胸闷、心慌、乏力等证候，可归属中医学"消渴"、"胸痹"、"心痛"、"惊悸"、"怔忡"等范畴，故称其为消渴心病。中医药治疗糖尿病心脏病有一定的优势，对于控制糖尿病整体病情发展，延长患者寿命，提高生活质量，减轻国家、社会、家庭经济负担具有重要的意义。

滋益活通汤

生黄芪 30g　生地 15g　丹参 30g　当归 10g　红花 10g　玄参 30g　木香 10g（后下）　苍术 10g　川芎 10g　赤芍 10g　郁金 10g　柏子仁 10g

【用法】每日 1 剂，水煎 2 次，取药汁 300ml，分 2 次服。4 周为一疗程。

【功效】滋阴益气，活血化瘀。

【适应证】**糖尿病心脏病（气阴两虚，瘀血内停证）**。症见：胸闷胸痛，心悸气短等症状，并有心电图 ST-T 段改变等。

【疗效】治疗 20 例，显效 11 例，有效 7 例，无效 2 例，总有效率 90%。

【来源】成筱鹏. 滋益活通汤治疗糖尿病心脏病 20 例疗效观察. 西南国防医药，1997，7（4）：243－244

糖心通脉汤

黄芪15g　太子参10g　麦冬10g　五味子10g　枸杞子10g　生地10g　玄参10g　丹参15g　川芎10g　枳壳10g　水蛭10g　三七粉3g（冲服）

【用法】每日1剂，水煎2次，取药汁300ml，分2次服。

【功效】益气养阴，活血通脉。

【适应证】**糖尿病合并心绞痛（气阴两虚、心血瘀阻证）**。症见：胸闷、胸痛、心悸、气短、乏力、自汗或盗汗、口渴喜饮、溲赤便秘。

【疗效】糖心通脉汤治疗心绞痛显效率为33.33%，总有效率为84.85%。

【来源】易京红，魏执真，秦淑敏，等. 糖心通脉汤治疗糖尿病合并冠心病心绞痛临床研究. 北京中医药大学学报，1999，22（3）：53－56

生脉散和冠心Ⅱ号方

太子参15g　麦冬10g　五味子10g　生地20g　玄参20g　丹参30g　赤芍15g　川芎10g　佛手10g　葛根10g

【用法】每日1剂，水煎2次，取药汁300ml，分2次服。

【功效】益气养阴，活血通脉。

【适应证】**糖尿病性心脏病（气阴两虚，心脉瘀阻证）**。症见：胸闷心悸或心前区刺痛，兼有气阴两虚诸症，口唇发暗。舌体胖，舌质暗或紫暗或舌有瘀斑瘀点。苔白，脉沉弦细。

【来源】潘文奎，陈梦月. 糖尿病并发症的中医治疗. 中国社区医师，1998，（7）：25－27

益气养心利水方

太子参15～30g　麦冬10g　五味子10g　桑白皮12g　丹参30g

黄芪30g　泽泻　泽兰各15g　葶苈子30g　猪苓　茯苓各30g　车前子10g（布包）

【用法】每日1剂，水煎2次，取药汁300ml，分2次服。

【功效】益气养心，肃肺利水。

【适应证】**糖尿病性心脏病（心气虚衰，水饮射肺证）**。症见：胸闷喘憋，不能平卧，心悸气短，双下肢水肿，或咳吐白痰。舌胖或有齿印，舌质暗淡、苔白，脉沉细数。

【来源】潘文奎，陈梦月. 糖尿病并发症的中医治疗. 中国社区医师，1998，（7）：25－27

四逆散合丹参饮加味

柴胡　白芍　枳实　甘草各10g　檀香4g（后下）　郁金10g　砂仁6g（后下）　丹参15g　瓜蒌12g　黄连6g

【用法】每日1剂，水煎2次，取药汁300ml，分2次服。

【功效】行气化瘀，清热解毒。

【适应证】**糖尿病合并冠心病（气滞血瘀证）**。症见：胸闷憋气，郁闷善太息，头晕目眩，心烦易怒，两胁刺痛引肩背，发无定时，每于生气着急、情绪不稳定时症状加重，舌淡红或暗红，苔薄白或薄黄，脉弦或弦数。

【来源】苏诚炼. 糖尿病合并冠心病的中医诊治. 糖尿病新世界，2005，（2）：15

保元汤加减

人参10g　黄芪20g　桂枝　甘草各6g　丹参15g　太子参　五味子　麦冬各10g

【用法】每日1剂，水煎2次，取药汁300ml，分2次服。

【功效】补益心气，宣通心阳。

【适应证】**糖尿病心肌病（心气不足、心阳虚亏证）**。症见：胸闷气短，心悸怔忡，面色㿠白，乏力倦怠，精神萎靡，语音低微，自汗纳呆，形寒怕冷，舌质暗淡，舌体胖大，苔薄白，脉沉细无力或结代。

【临证加减】精神萎靡，心气虚怯甚者重用黄芪；胸闷憋气者加枳壳；呼吸气促者加蛤蚧；心悸失眠重者，加柏子仁、炒枣仁、远志等以宁心安神；舌暗唇紫者加红花、桃仁以助丹参活血化瘀、宣通心脉。

【来源】陈世波，倪青. 林兰辨治糖尿病心肌病的遣药组方思路. 辽宁中医杂志，2006，(8)：919-920

化痰祛瘀方

法半夏12g　茯苓15g　陈皮6g　甘草5g　白芍12g　丹参20g
川芎6g　当归9g　郁金9g

【用法】每日1剂，水煎2次，取药汁300ml，分2次服。

【功效】化痰祛瘀。

【适应证】糖尿病无症状心肌缺血（痰瘀互结证）。

【疗效】治疗组35例患者中，显效12例，有效18例，无效5例，总有效率85.7%。

【来源】周平，付丽，李茂盛. 化痰祛瘀法治疗糖尿病无症状心肌缺血的临床观察. 中国老年学杂志，2006，(3)：402-403

清热安神方

生地12g　玄参10g　麦冬10g　葛根10g　天花粉30g　黄连10g
炙远志10g　丹皮10g　当归10g　丹参30g　柏子仁20g　珍珠母15g
（先煎）

【用法】每日1剂，水煎2次，取药汁300ml，分2次服。

【功效】滋阴清热，养心安神。

【适应证】糖尿病心脏病（阴虚燥热，心神不宁证）。症见：口舌干燥，烦渴多饮，消谷善饥，便结尿赤，偶有心悸，五心烦热，失眠多梦，舌质红，苔薄黄而干，脉细数。

【来源】杨晓晖，吕仁和. 糖尿病心脏病的中医分期辨治探讨. 北京中医，2006，(7)：403－405

益气养阴方

太子参 30g　麦冬 15g　五味子 15g　细生地 15g　首乌 15g　黄精 30g　丹参 30g　葛根 15g　天花粉 20g　酸枣仁 15g　川芎 15g

【用法】每日 1 剂，水煎 2 次，取药汁 300ml，分 2 次服。

【功效】益气养阴。

【适应证】**糖尿病心脏病（心阴虚证）**。症见：口干乏力，偶现心悸或胸闷，气短，五心烦热，失眠健忘，面色少华，视物模糊，双目干涩，大便秘结，尿浊，舌质暗，苔薄白，脉细数或偶现结代。

【来源】杨晓晖，吕仁和. 糖尿病心脏病的中医分期辨治探讨. 北京中医，2006，(7)：403－405

补气助阳养心方

生黄芪 30g　当归 12g　太子参 30g　葛根 12g　五味子 10g　麦冬 10g　丹参 30g　桂枝 6g　全瓜蒌 20g　茯苓 30g　法半夏 12g（打碎）陈皮 10g

【用法】每日 1 剂，水煎 2 次，取药汁 300ml，分 2 次服。

【功效】补气助阳。

【适应证】**糖尿病心脏病（心阳虚证）**。症见：神疲乏力，心悸胸闷，或有胸痛，肤色苍黄，畏寒肢冷，视物模糊，肢体麻木，下肢浮肿，大便溏，舌淡胖、边有齿痕，苔薄白，脉弦滑或结代。

【来源】杨晓晖，吕仁和. 糖尿病心脏病的中医分期辨治探讨. 北京中医，2006，

（7）：403－405

益气滋阴温阳方

人参 10g　黄芪 30g　麦冬 10g　五味子 10g　金樱子 10g　芡实 10g　女贞子 10g　旱莲草 10g　丹参 30g　川芎 10g　郁金 10g　桑白皮 30g

【用法】每日 1 剂，水煎 2 次，取药汁 300ml，分 2 次服。

【功效】益气滋阴温阳。

【适应证】糖尿病心脏病（心阴阳两虚证）。症见：气短乏力，心悸怔忡，时有心痛，全身浮肿，咳逆倚息不能平卧，纳谷不香，畏寒肢冷，腰膝酸软，泄泻，舌淡胖、质暗，苔白滑，脉沉迟或细数。

【来源】杨晓晖，吕仁和. 糖尿病心脏病的中医分期辨治探讨. 北京中医，2006，（7）：403－405

加味四逆散方

柴胡 10g　赤芍 20g　白芍 20g　枳壳 10g　枳实 10g　炙甘草 6g　丹皮 10g　栀子 10g　当归 10g　白术 10g　茯苓 20g　厚朴 6g

【用法】每日 1 剂，水煎 2 次，取药汁 300ml，分 2 次服。

【功效】舒肝解郁。

【适应证】糖尿病心脏病（肝郁气滞证）。症见：口苦咽干、胸胁苦满、纳饮不香、舌暗苔黄、脉弦。

【来源】杨晓晖，吕仁和. 糖尿病心脏病的中医分期辨治探讨. 北京中医，2006，（7）：403－405

平胃茵陈蒿汤

苍术 10g　陈皮 10g　厚朴 10g　生甘草 6g　茵陈 30g　山栀子 10g

大黄 10g（后下，大便转溏后减量）

【用法】每日 1 剂，水煎 2 次，取药汁 300ml，分 2 次服。

【功效】清热化湿。

【适应证】**糖尿病心脏病（湿热内停证）**。症见：脘腹胀满、纳饮不香、时有恶心、身倦头胀、四肢沉重、大便秘结、舌胖嫩红、舌苔黄腻、脉弦滑。

【临证加减】若湿热下注，见有大便秘结、腰腿沉重、小便不爽、舌胖嫩红、苔黄白厚腻、脉弦滑数之症，当用化湿清利之二妙、四妙散加味：黄柏 10g，苍术 10g，牛膝 30g，生薏苡仁 30g，狗脊 15g，川续断 10g，木瓜 30g，生大黄后下 10g（便畅后减量）。

【来源】杨晓晖，吕仁和. 糖尿病心脏病的中医分期辨治探讨. 北京中医，2006（7）：403 – 405

🪷 二陈汤加减

法半夏 12g　陈皮 10g　茯苓 30g　甘草 6g　全瓜蒌 25g　枳实 10g　竹茹 10g

【用法】每日 1 剂，水煎 2 次，取药汁 300ml，分 2 次服。

【功效】燥湿化痰，理气和中。

【适应证】**糖尿病心脏病（痰浊中阻证）**。症见：心胸闷痛、形体肥胖、全身困倦、头晕目眩、脘腹痞满、纳呆呕恶、苔白腻、脉弦滑。

【来源】杨晓晖，吕仁和. 糖尿病心脏病的中医分期辨治探讨. 北京中医，2006（7）：403 – 405

🪷 葶苈大枣泻肺汤

葶苈子 30g　大枣 5 枚　桑白皮 15g　全瓜蒌 30g　葛根 15g　防己 6g　车前子 30g　茯苓 30g

【用法】每日 1 剂，水煎 2 次，取药汁 300ml，分 2 次服。

【功效】泻肺行水，下气平喘。

【适应证】**糖尿病心脏病（水饮内停证）**。症见：心悸怔忡、咳逆喘息不得平卧、咯吐白色泡沫痰涎、下肢浮肿、泄泻，舌淡暗体胖边有齿痕、苔白滑、脉弦数滑。

【来源】杨晓晖，吕仁和. 糖尿病心脏病的中医分期辨治探讨. 北京中医，2006，(7)：403－405

❀ 四逆汤加减

附子（先煎）10g　干姜12g　桂枝10g　赤石脂（先煎）12g
杜仲15g　川续断15g　牛膝12g

【用法】每日1剂，水煎2次，取药汁300ml，分2次服。

【功效】回阳救逆。

【适应证】**糖尿病心脏病（阴寒凝结证）**。症见：突发心胸剧痛、得温痛减、四肢厥冷、苔白、脉沉迟或沉紧。

【来源】杨晓晖，吕仁和. 糖尿病心脏病的中医分期辨治探讨. 北京中医，2006，(7)：403－405

❀ 益气养阴活血方

黄芪　山药　生地　玄参　丹参各30g　太子参　茯苓　白术
红花各10g　苍术　知母各15g　天花粉20g

【用法】每日1剂，水煎2次，取药汁300ml，分2次服。15日为一疗程。

【功效】益气养阴，润燥生津，活血化瘀。

【适应证】**糖尿病冠心病（气阴两虚，兼有血瘀证）**。

【临证加减】烦渴多饮口干者，加沙参、麦冬；血糖较高而饥饿感明显者，加玉竹、熟地；尿频量多者，加益智仁、桑螵蛸；神疲乏力、气短者，重用黄芪并可兼加人参；心烦失眠者，加五味子、酸枣仁、何首乌、钩藤、生石决明。

【疗效】治疗 35 例，显效 12 例，阴虚 17 例，无效 6 例，有效率达 82.86% 。

【来源】温兴韬，王欢，方朝晖. 益气养阴活血法治疗糖尿病性冠心病 35 例观察. 中医药临床杂志，2008，20（4）：384 - 385

🪷 导痰祛瘀汤

陈皮　地龙　郁金　红花各 12g　法半夏　茯苓　猪苓　瓜蒌丹参　葛根　山楂各 15g　黄芪 30g　当归　厚朴各 10g　水蛭 5g

【用法】每日 1 剂，水煎 2 次，取药汁 300ml，分 2 次服。

【功效】导痰祛瘀。

【适应证】**糖尿病心脏病（痰浊瘀阻证）**。症见：身困乏力、腰酸腿软、食少、面色微黄、形体偏胖、便溏、舌淡苔白腻胖大或边有齿痕、舌下紫暗、脉滑。

【疗效】治疗 60 例，显效 25 例，有效 27 例，无效 8 例，总有效率 86.7% 。

【来源】徐好利. 导痰祛瘀汤治疗糖尿病合并冠心病 60 例. 陕西中医，2010，21（9）：1169 - 1170

🪷 养阴通络方

党参 30g　黄芪 15g　黄精 15g　丹参 10g　瓜蒌 10g　川芎 10g

【用法】每日 1 剂，水煎 2 次，取药汁 300ml，分 2 次服。1 个月为 1 个疗程。

【功效】养阴通络。

【适应证】**糖尿病心脏病（气阴两虚，血瘀阻络证）**。症见：胸闷，胸痛，心悸，气短，口干欲饮，倦怠乏力，舌淡或暗红，可有瘀斑或瘀点，苔薄白，脉沉或脉细。

【疗效】治疗30例，显效15例，有效14例，无效1例，加重0例，总有效率96.67%。

【来源】刘芳，戴小华. 养阴通络方治疗冠心病合并2型糖尿病30例，河南中医，2012，32（8）：1009－1010

益气活血化痰方

丹参　瓜蒌　黄芪各30g　茯苓20g　半夏（打碎）　川芎　薤白各10g

【用法】每日1剂，水煎2次，取药汁300ml，分2次服。2个月为一疗程。

【功效】益气活血化痰。

【适应证】糖尿病心脏病（气阴两虚，痰瘀阻络证）。症见：面色发紫、乏力疲倦、心悸、痰阻胸闷等。

【疗效】观察组30例，显效22例（73.33%），有效7例（23.33%），无效1例（3.34%），有效率96.66%。

【来源】田振勇. 益气活血化痰方治疗老年糖尿病性冠心病30例. 陕西中医，2013，34（7）：796－797

安心方

党参10g　淫羊藿10g　薤白10g　延胡索10g　枣仁10g　丹参15g　檀香10g　川芎10g　茯苓10g　黄连10g　麦冬10g

【用法】每日1剂，水煎3次混合，取汁约900ml。每次200～300ml，每日3～4次口服。

【功效】清热活络，益气通阳。

【适应证】糖尿病心脏病（心虚络阻证）。症见：胸闷痛、心率快、心烦、口苦等。

【疗效】总有效率95%。

【来源】张传清，王晓磊，别还兵. 安心方治疗糖尿病心脏疾病的临床疗效观察.
中国中医急症，2013，22（2）：197－199

益气活血方

　　人参10g　黄芪30g　丹参15g　当归15g　白术10g　桃仁15g
红花15g　茯苓10g　川芎10g　甘草10g

【用法】每日1剂，水煎2次，取药汁300ml，分2次服。

【功效】活血通络祛瘀止痛。

【适应证】**糖尿病心脏病（气虚瘀血阻络证）**。症见：胸闷、心悸、胸痛
伴乏力、自汗，面紫色暗，神疲乏力，舌淡紫，脉细弱而涩。

【疗效】观察组显效26例，有效12例，无效2例总有效率95.00%。

【来源】常晓，李惠林，王玲，等. 益气活血方治疗糖尿病心肌病合并心力衰竭的
临床观察. 中医药通报，2015，14（3）：53－55

第八章 糖尿病高脂血症

血脂异常是糖尿病患者最常伴随的代谢紊乱，其主要特点是 HDL – C 水平下降而致动脉粥样硬化的小而致密的 LDL – C 颗粒占优势，TG 水平升高。越来越多的循证医学研究证据表明，伴发于糖尿病的血脂异常可以进一步恶化患者预后，增加心血管终点事件的发生率。而积极降脂可以显著改善患者预后，中医药在调治糖尿病高脂血症方面取得一定成绩。目前降糖调脂治疗主要依赖西药，但是降脂药存在横纹肌溶解、肝肾功能损害等不良反应，运用中医中药来治疗，能减少西药用药种类、剂量，从而减少不良反应。

降糖脂方

生地 10g　赤芍 15g　丹参 15g　茯苓 12g　泽泻 12g　薏苡仁 15g

天花粉 12g　黄芪 18g　陈皮 10g　山药 15g　黄连 10g　水蛭粉 2g（冲服）

【用法】每日 1 剂，煎 2 次，取药汁 300ml，分 2 次服。30 天为一疗程。

【功效】补气养阴，活血化瘀，涤痰祛浊。

【适应证】糖尿病性高脂血症（脾肾虚损、气阴两虚，痰浊和血瘀阻滞）。

【疗效】治疗 35 例，显效 10 例，有效 19 例，无效 6 例，总有效率 82.8%。

【来源】庞新国，潘建国. 降糖脂方治疗糖尿病性高脂血症 35 例. 北京中医药大学学报，1997，20（2）：57

海蛤糖脂宁

海蛤粉 3g（冲服） 黄精 首乌各 30g 地骨皮 15g 淡海藻 葛根各 10g

【用法】每日 1 剂，煎 2 次，取药汁 300ml，分 2 次服。

【功效】补气养阴，祛痰化瘀。

【适应证】**糖尿病合并高脂血症（气阴两虚、痰瘀阻滞）。**

【临证加减】阴虚热盛、郁热困脾证酌加枸杞子、黄柏、茵陈；阴阳两虚、脾虚肝郁证酌加金樱子、女贞子、鸡内金、合欢皮。

【疗效】治疗 75 例，基本治愈 3 例，显效 43 例，有效 23 例，无效 6 例，总有效率 92.0%。

【来源】张传儒. 海蛤糖脂宁治疗糖尿病合并高脂血症 75 例. 中国乡村医生，1996，（12）：735

益肾祛脂汤

制首乌 12g 制黄精 12g 生地 12g 丹参 15g 鬼箭羽 10g 泽兰 15g 炙僵蚕 10g 泽泻 15g 生山楂 15g 天花粉 30g

【用法】每日 1 剂，煎 2 次，取药汁 300ml，分 2 次服。3 个月为 1 个疗程。

【功效】益肾，养阴，活血，化痰，祛脂，清热，通络。

【适应证】**糖尿病（肾阴不足、痰浊瘀阻型）。**

【临证加减】若口渴多饮、舌苔光剥者，加川石斛 10g、玄参 12g、葛根 15g；神疲乏力、少气懒言者，加黄芪 15～30g、山药 15g；头晕目眩、腰酸较甚者，加枸杞子 12g、山萸肉 12g；多食易饥者，加黄连 4g、知母 10g。

【疗效】治疗 38 例，显效 12 例，有效 22 例，无效 4 例，总有效率为 89.5%。

【来源】王旭，陈金锭，郑耀，等. 益肾活血化浊法治疗老年糖尿病合并高脂血症.

江苏中医，1998，（5）：10－11

活血降糖方

丹参　泽泻　枸杞子　黄精各30g　三七粉　厚朴各15g

【用法】水煎服，每剂煎取汁300ml，每日1剂，分早晚口服。

【功效】益肾阴，化痰浊，祛瘀滞。

【适应证】糖尿病高脂血症（气阴两虚，兼痰淤阻滞证）。

【临证加减】气阴两虚型加黄芪30g，白术、女贞子各15g；阴虚内热型加地骨皮、玄参、生地、知母各15g；阴阳两虚型加巴戟、菟丝子、金樱子、杜仲各15g。

【疗效】治疗58例，显效34例（58.6%），有效18例（31.0%），无效6例（10.3%），总有效率89.7%。

【来源】张英，魏军平. 活血降糖方治疗糖尿病合并高血脂症58例观察. 实用中医药杂志，2002，18（1）：11

活血降糖平脂方

当归10g　红花10g　丹参15g　生山楂15g　川芎20g　丹皮10g
桂枝10g　柴胡10g　大黄20g　黄芪20g　何首乌15g　葛根20g

【用法】每日1剂，煎2次，取药汁300ml，分2次服。

【功效】益气养阴，活血化瘀。

【适应证】糖尿病高脂血症（气阴两虚，兼有瘀血证）。

【疗效】治疗30例，总有效率为93.33%。

【来源】吴宇宁，吕苑忠. 加味活血降糖平脂方治疗2型糖尿病30例疗效观察. 广西中医药，2003，26（3）：15－18

调脂舒脉方

黄芪20g　山茱萸　沙参各12g　白术　当归　郁金　地龙　荷叶

各 10g　川芎 8g　生地 15g　红花 5g

【用法】每日 1 剂，煎 2 次，取药汁 300ml，分 2 次服。

【功效】调补脾肝肾，补气养阴，活血祛瘀化浊。

【适应证】**糖尿病高脂血症（气阴两虚，兼有血瘀证）。**

【疗效】治疗 30 例，总有效率为 93.3%。

【来源】杨小清. 调脂舒脉方治疗 2 型糖尿病高脂血症气阴两虚证 30 例疗效观察. 新中医，2003，35（8）：40 - 41

清化消瘀方

黄芪 20g　党参 15g　山楂 10g　黄芩 10g　马齿苋 15g　虎杖 10g 生何首乌 15g　泽泻 10g　青蒿 10g　酒制大黄 5g　丹参 8g　白术 10g

【用法】每日 1 剂，煎 2 次，取药汁 300ml，分 2 次服。

【功效】清化痰瘀。

【适应证】**糖尿病高脂血症（气阴两虚，阴虚血滞证）。**症见：神疲乏力，口干喜饮，心悸气短，五心烦热，舌质红，或有瘀斑瘀点，脉细涩。

【来源】曾庆明，张炜宁，周晓，等. 2 型糖尿病合并高脂血症患者氧化应激状态及清化消瘀方干预作用研究. 中国中医药信息杂志，2004，11（7）：579 - 580

化浊降脂方

黄芪 30g　白术 10g　黄连 20g　泽泻 6g　瓜蒌 12g　山楂 15g　丹参 20g　红花 10g　水蛭 3g　三七 5g（冲服）

【用法】每日 1 剂，煎 2 次，取药汁 300ml，分 2 次服。

【功效】益气养阴清热，化痰泄浊通络。

【适应证】**糖尿病高脂血症（气阴两伤，阴虚内热，痰瘀阻络证）。**

【疗效】总有效率 87.5%。

【来源】唐爱华，范冠杰，李双蕾，等. 化浊降脂方治疗 2 型糖尿病合并高脂血症

的疗效观察. 广州中医药大学学报, 2004, 21 (2)：105－107

🪷 活血降脂方

三七 10g　葛根 20g　山楂 15g　苍术 15g　玄参 15g　丹参 20g
北黄芪 20g

【用法】每日 1 剂，煎 2 次，取药汁 300ml，分 2 次服。1 个月为 1 个
疗程。

【功效】活血，化痰，通络，益气养阴。

【适应证】**2 型糖尿病伴高脂血症（气阴两虚，痰瘀阻络）。**

【疗效】治疗 60 例，显效 25 例，有效 28 例，无效 7 例，总有效
率 88.3%。

【来源】陈超. 活血降脂方治疗 2 型糖尿病伴高脂血症 60 例观察. 河北中医, 2005,
27 (2)：100－101

🪷 降糖调脂方

虎杖 20g　黄连　肉桂各 10g　生黄芪 15g　生地　熟地各 12g

【用法】每日 1 剂，煎 2 次，取药汁 300ml，分 2 次服。1 个月为一疗程。

【功效】清热补肾，活血通脉。

【适应证】**2 型糖尿病合并血脂异常（肾虚血瘀证）。**症见：血糖升高；
血胆固醇、甘油三酯水平升高，以甘油三酯增高及高密度脂蛋白胆固醇降低
为常见。

【临证加减】口渴明显加天花粉 12g，心烦加山栀 9g，手足心热加地骨皮
9g，腰膝酸软加怀牛膝 15g，倦怠乏力加太子参 15g，失眠加合欢皮 9g，肢体
麻木加豨莶草 10g，小便频多加益智仁 15g。

【疗效】临床痊愈 28 例，显效 16 例，有效 12 例，无效 4 例，总有效
率 93.3%。

【来源】曹会波, 方朝晖. 中药降糖调脂方治疗2型糖尿病合并血脂异常60例临床研究. 国医论坛, 2014, 29 (3): 30 - 34

糖脂消方

生黄芪30g 葛根15g 生地黄15g 鬼箭羽15g 大黄10g 麦冬10g 山楂10g 桃仁10g 黄连6g 川芎6g

【用法】每日1剂, 煎2次, 取药汁300ml, 分2次服。

【功效】益气养阴, 化痰祛瘀为主, 兼顾脾肾。

【适应证】糖尿病高脂血症(阴虚血瘀证)。症见: 口燥咽干, 胃脘满闷, 食后饱胀, 时有干呕, 呃逆, 或者胃脘烧灼感, 或大便干结, 舌红少津, 苔薄黄或少苔, 脉细数。

【疗效】治疗29例, 显效15例(52.72%), 有效12例(41.38%), 无效2例, 总有效率为93.10%。

【来源】王凤红, 闫金红. 糖脂消方治疗2型糖尿病合并高脂血症的临床疗效观察. 糖尿病新世界, 2015, (2): 40

健脾化痰活血方

党参20g 黄芪30g 白术20g 天花粉30g 红花10g 丹参20g 黄连15g 肉桂10g 生地15g 熟地10g 山茱萸10g 郁金15g 虎杖10g

【用法】每日1剂, 煎2次, 取药汁300ml, 分2次服。

【功效】补脾化痰, 活血化瘀。

【适应证】糖尿病高脂血症(脾虚兼有痰湿血瘀证)。症见: 头晕沉, 疲乏无力, 口角流涎, 脘腹痞满, 便溏, 舌暗红, 舌下络脉瘀红, 脉弦涩或脉滑等。

【临证加减】脾气虚重者加人参10g、苍术10g、芡实20g; 痰湿重者加生姜 10g、陈皮 15g、竹茹 20g；瘀血重者加三棱 10g、三七粉 3g。

【疗效】治疗 60 例，显效 23 例，有效 20 例，无效 17 例，总有效率 71.67%。

【来源】黄志强. 健脾化痰活血方辨证加减治疗 2 型糖尿病合并高血脂的疗效观察. 中医临床研究，2015，7（7）：59 - 60

第九章　糖尿病高血压

高血压是糖尿病的常见并发症之一。据调查，糖尿病高血压发病率约20%～40%，是普通患者的3～4倍。两种疾病共存，增加了心脑血管事件的危险性，使死亡率增加2～8倍，其严重威胁患者的身体健康与生命安全。糖尿病合并高血压属于中医学"消渴""头痛""眩晕""不寐"等病证范畴，多饮、多食、消瘦、口干、头痛、眩晕、失眠多梦、心烦易怒等为其主要临床表现。其发病与肝肾、脾胃心诸脏腑均有关系。病性多虚实夹杂，表现亦多种多样。虚者出现阴虚、气阴两虚甚或阴阳俱虚之表现，实者出现肝阳上亢、痰火肝火上炎、血瘀甚或风火暴张、风痰上扰之表现。

❀ 糖宁降压方

牛膝10g　龙骨（先煎）15g　牡蛎（先煎）15g　代赭石15g（先煎）　草决明15g　白芍12g　槐花10g　地龙10g

【用法】每日1剂，煎2次，取药汁300ml，分2次服。

【功效】平肝潜阳，降逆安神，通络。

【适应证】**糖尿病合并高血压（阴阳平衡失调，肝肾阴虚，虚火上炎）。**

【疗效】治疗组32例，显效13例，有效14例，无效6例，总有效率为81.8%。

【来源】吴铁. 糖宁降压方治疗糖尿病合并高血压32例疗效观察. 长春中医药大学学报，2009，25（6）：867

降糖Ⅰ号

生地 知母各20g 黄连 蛤蚧 人参须 鬼箭羽各10g 珍珠母（先煎）6g 丹参15g

【用法】上述诸药洗净烘干粉碎装胶囊，每粒含生药0.4g，服法：每日3~4次，每次6~8粒，饭前30分钟，温开水送服。

【功效】滋阴清热，平肝潜阳，降压降糖。

【适应证】糖尿病性高血压病（阴虚阳亢型）。

【临证加减】阴虚阳亢加夏枯草、茺蔚子、羚羊角粉，痰热郁滞型加瓜蒌、天竺黄。

【疗效】治疗糖尿病性高血压病36例，有效率91.67%。

【来源】李肇，曲丽卿．降糖Ⅰ号治疗糖尿病性高血压病36例．陕西中医，1997，18（2）：50－51

镇肝熄风汤

生赭石（先煎）30g 怀牛膝30g 生龙牡（先煎）各15g 生白芍15g 天冬15g 玄参15g 川芎10g 黄芩10g 钩藤（后下）20g 葛根15g 泽泻30g 天麻10g

【用法】每日1剂，煎2次，取药汁300ml，分2次服。15天一疗程。

【功效】滋阴养肾，柔润熄风。

【适应证】糖尿病高血压（肝肾阴虚，肝阳偏亢型）。

【临证加减】伴恶心加姜半夏、生姜；伴头痛加川芎；伴大便干加大黄。

【疗效】治疗50例，显效22例，有效26例，无效2例，总有效率96%。

【来源】陈云英．镇肝熄风汤化裁治疗2型糖尿病伴高血压50例．医学研究通讯，1999，28（6）：35－36

资生清阳汤

桑叶2g　丹皮　竹叶　柴胡各9g　天麻　白芍　白蒺藜　石斛
杭菊　生地各10g　钩藤8g（后下）　草决明30g　生甘草8g

【用法】每日1剂，煎2次，取药汁300ml，分2次服。

【功效】育阴潜阳。

【适应证】糖尿病合并高血压病（肝肾阴虚、肝阳上亢证）。症见：头晕目眩，头部胀痛，颜面潮红，口干唇燥，五心烦热，少寝多梦，尿频量多，脉弦细数，舌红苔黄。

【疗效】连进30剂，血压稳定在18.7/12kPa。

【来源】赵卫红，张觉人. 中医治疗糖尿病慢性并发症. 湖北中医杂志，2000，22（5）：31

第十章　糖尿病皮肤病

　　糖尿病皮肤病变是糖尿病最为常见的并发症之一，具有病变范围广、种类多、皮肤区域不定等特点，并可见于糖尿病的各个时期，绝大多数糖尿病患者均有皮肤受累。相关文献表示，约 7% ~ 40% 的糖尿病患者合并皮肤损害。如果考虑对皮肤胶原蛋白的影响，可以认为基本上所有糖尿病患者均有皮肤受累。皮肤病变不仅影响生活质量，还可加重糖尿病的病情，导致十分严重的后果。糖尿病合并皮肤瘙痒症属中医学"风瘙痒"范畴。病因多由于风、湿、热。根据性质的不同，可将风分为外风及内风，外风可伴见湿、热，即风湿、风热；内风又有阴虚生风、血虚生风及血瘀生风 3 种形式。

（一）内　服　方

❁ 黄芪桂枝汤

　　桂枝　白芍　当归各 9g　黄芪 15g　生姜 3 片　大枣 6 枚　炙甘草 5g

【用法】每日 1 剂，水煎 2 次，取汁 400ml，分 2 次温服。

【功效】益气生血，调和营卫，解肌祛风。

【适应证】**糖尿病瘙痒（气血亏虚，营卫失调证）**。症见：全身瘙痒，如虫行感。

【来源】冯志海，吕久省. 吕靖中教授经方治疗糖尿病瘙痒的经验. 陕西中医，

2002, 23（9）：827

藤丹四物汤

炒当归　白芍　鸡血藤　丹参各15g　川芎　熟地　生地各12g

【用法】每日1剂，水煎2次，取汁400ml，分2次温服。

【功效】养血活血，祛风通络。

【适应证】**糖尿病瘙痒（肝肾阴血不足，血虚失养证）**。症见：病程往往较长，反复发作，皮色淡暗，皮肤干燥脱屑，变厚。血虚多滞，血涩经脉，可见肢体麻木，身痒，甚则疼痛，夜间尤甚。

【临证加减】兼肢体麻木、疼痛者可加川牛膝12g，桂枝6g。

【来源】冯志海，吕久省. 吕靖中教授经方治疗糖尿病瘙痒的经验. 陕西中医，2002, 23（9）：827

益气通络解毒汤

黄芪30g　桃仁　红花　皂角刺　炒穿山甲各6g（先煎）　赤芍　当归各9g　玄参12g　连翘　金银花各20g

【用法】每日1剂，水煎2次，取汁400ml，分2次温服。

【功效】补气通络，解毒祛瘀。

【适应证】**糖尿病瘙痒（阳气不足，瘀血阻络，毒邪内蕴证）**。症见：四肢发凉，肢体麻木，困倦尤甚，舌质暗、苔白，脉沉涩。

【临证加减】若兼气阴虚，可加太子参、生地、北沙参。

【来源】冯志海，吕久省. 吕靖中教授经方治疗糖尿病瘙痒的经验. 陕西中医，2002, 23（9）：827

清热渗湿汤

萆薢15g　薏苡仁20g　赤茯苓　黄柏　丹皮　通草　滑石（包

煎）各 12g 鹤虱 9g 泽泻 白鲜皮各 10g

【用法】每日 1 剂，水煎 2 次，取汁 400ml，分 2 次温服。

【功效】清热渗湿，杀虫止痒。

【适应证】**糖尿病瘙痒（湿热下注证）**。症见：体倦乏力，胸闷不适，腰酸困重，阴部瘙痒，时重时轻，夏季加重，带下量多；舌苔多黄腻；脉数。

【来源】冯志海，吕久省. 吕靖中教授经方治疗糖尿病瘙痒的经验. 陕西中医，2002，23（9）：827

🪷 散风滋阴止痒方

当归 防风 僵蚕各 15g 五味子 柴胡 三七各 10g 白花蛇舌草 15g 玄参 20g 生地黄 20g 龟甲 15g（先煎）

【用法】每日 1 剂，水煎 2 次，取汁 400ml，分早晚 2 次温服。

【功效】滋阴祛风止痒。

【适应证】**糖尿病性皮肤瘙痒症（阴虚燥热）**。

【疗效】治疗组 30 例，治愈 11 例，好转 18 例，无效 1 例，总有效率 96.67%。

【来源】刘仟. 散风滋阴止痒方治疗糖尿病性皮肤瘙痒症 60 例. 长春中医药大学学报，2009，25（6）：910

🪷 益气养阴活血方

生地黄 20g 麦冬 20g 五味子 15g 当归 15g 赤芍 15g 川芎 10g 丹参 20g 红花 5g 鸡血藤 30g 黄芪 30g 党参 20g 山药 15g 白鲜皮 20g 蒺藜 15g

【用法】每日 1 剂，水煎 2 次，取汁 300ml，分 2 次温服。

【功效】益气养阴，活血化瘀。

【适应证】**糖尿病瘙痒（气阴两虚，瘀血阻络）**。症见：皮肤瘙痒剧烈，抓破流血，皮疹呈暗红色，散布全身，皮肤粗糙，口干，便结，舌质暗，苔薄，脉细涩。

【疗效】治疗 40 例，痊愈 4 例，显效 12 例，有效 18 例，无效 6 例，总有效率为 85.00%

【来源】余渊，陈晓文. 自拟益气养阴活血方治疗糖尿病瘙痒症. 中西医结合研究，2015，7（3）：136 – 137

养阴活血祛风方

生地黄　白鲜皮　当归各 15g　徐长卿　地肤子各 12g　麦冬　五味子　白僵蚕　乌梢蛇各 10g

【用法】每日 1 剂，水煎 2 次，取汁 300ml，分 2 次温服。

同时配合外洗（马齿苋、地肤子、蛇床子、白鲜皮、苦参各 30g，川花椒 15g，煎取 500ml，将药液洗皮肤瘙痒处或将患肢浸泡于药液中，日 1 剂）。

【功效】活血化瘀，清热解毒。

【适应证】**糖尿病皮肤瘙痒（瘀血浊毒内生证）**。症见：瘙痒为主，伴有继发性抓痕、结痂、色素沉着、继发湿疹样变和苔藓样变皮肤。

【疗效】治疗 40 例，痊愈 21 例（52.5%），显效 12 例（30.0%），有效 6 例（15.0%），无效 1 例（2.5%），有效率为 97.5%。

【来源】王汝心，杨祝辉. 养阴活血祛风方联合中药外洗治疗急性糖尿病皮肤瘙痒症 40 例. 河南中医，2015，35（6）：1369 – 1371

止痒方

生地黄 15g　当归 10g　麦门冬 10g　山药 12g　玉竹 12g　蒺藜 15g　白鲜皮 20g　地肤子 12g　苦参 15g　丹参 15g　赤芍 10g　僵蚕 10g　甘草 6g

【用法】每日 1 剂，水煎 2 次，取汁 300ml，分 2 次温服。

【功效】滋阴润燥，祛风止痒。

【适应证】**糖尿病皮肤瘙痒（气阴两虚，阴虚燥热证）**。症见：皮肤干涩，瘙痒，抓痕，血痕满布，舌红苔薄或少，脉弦细。

【疗效】治疗80例，痊愈23例，显效36例，好转16例，无效5例，总有效率93.8%。

【来源】杨祝辉，李敬华，王汝心. 止痒方治疗糖尿病皮肤瘙痒症临床研究. 河北中医，2015，37（6）：821－823

（二）外 用 方

荆肤消痒汤

荆芥30g　防风20g　黄柏20g　川椒15g　地肤子30g

【用法】加水煎服，取汁400ml，趁热熏洗阴部，待温后坐浴，日1~2次。

【功效】清热利湿，祛风止痒。

【适应证】**糖尿病并发外阴瘙痒（风湿热下注型）**。

【疗效】治疗14例，治愈11例，好转2例，无效1例。

【来源】武桂梅. 自拟方治疗糖尿病并发外阴瘙痒14例观察. 中医函授通讯，1997（4）：17

燥湿止痒汤

苦参50g　地肤子50g　蛇床子50g　川椒30g　白鲜皮30g　土茯苓50g　墓头回50g　枯矾30g　黄柏15g　鹤虱15g　焦大白12g

【用法】上诸药加水3000ml，入盆中煮沸30分钟后，趁热蒸气先熏会阴部，待温再用专用浴巾浸渍浴洗阴部，每次 20 ~ 30 分钟，每日 2 次至病愈为止。

【功效】燥湿杀虫，止痒止带。

【适应证】**糖尿病皮肤病（湿热证）**。症见：女性糖尿病患者合并阴部瘙痒、白带增多或有异味；男性糖尿病患者合并阴囊湿疹诸症。舌红苔白腻或薄黄腻，脉弦滑。

【来源】庞国明. 糖尿病慢性并发症外治验方六则. 中国民间疗法. 2003，11（11）：24

清热止痒汤

黄柏　土茯苓各15g　苦参10g　蒲公英30g　紫花地丁20g

【用法】水煎趁热外熏洗。每日 1 ~ 2 次。并嘱穿着宽松透气吸湿内裤，保持外阴清洁。并且外洗方需夫妇共用。

【功效】清热解毒燥湿。

【适应证】**糖尿病皮肤病（湿热下注证）**。症见：局部细菌感染者阴道灼热瘙痒，舌红脉数。

【来源】冯志海，吕久省. 吕靖中教授经方治疗糖尿病瘙痒的经验. 陕西中医，2002，23（9）：827

润肤止痒方

黄柏　蛇床子　白鲜皮　地肤子　苦参各50g　当归　防风　荆芥各30g　蝉蜕20g　明矾　皮硝各10g

【用法】诸药煎取药汁兑入木质浴桶中，泡浴时水温保持在40℃ ~ 45℃，将全身浸泡在药液中，仅露头部，并不断皮肤擦洗，使药物充分吸收，每次泡浴30 ~ 45分钟，年老体弱者可适当减少治疗时间。药浴前嘱患者勿空腹或过饱。在药浴过程中，如出现面色苍白、脉速、心悸等情况，应立即停止治疗，酌情适当缩短再次药浴时间或终止治疗。治疗结束后要注意保暖，防止受凉感冒。每日1次，2周为1个疗程。

【功效】润肤止痒。

【适应证】**糖尿病皮肤病（气阴两虚，瘀血阻络证）**。症见：糖尿病伴全身性或局限性皮肤瘙痒症，无任何原发皮疹，有抓痕、血痂、色素沉着，瘙痒剧烈，夜间更甚者。

【疗效】有效率达82.35%。

【来源】夏进娥，陈玉凤，时文远，等.润肤止痒方泡浴治疗糖尿病皮肤瘙痒症68例.中国中医急症，2010，19（10）：1811-1812

祛风止痒方

艾叶100g 苍术50g 蒲公英100g 蛇床子30g 地肤子30g 土茯苓100g 苦参30g 生麻黄20g 薄荷20g（后下） 大青叶30g 冰片20g（另兑） 枯矾20g（另兑）

【用法】水煎，沐浴擦洗，每天1次。

【功效】祛风除湿，清热解毒，凉血润燥。

【适应证】**糖尿病瘙痒症（湿热蕴毒，血热生风证）**。症见：皮肤瘙痒，搔抓后扩展至全身，皮肤见抓痕、血痂，可继发湿疹、皮炎，日久皮肤增厚，色素沉着。舌红，口苦，脉数。

【疗效】中药组30例，痊愈15例，显效9例，有效3例，无效3例，总有效率为90.00%。

【来源】毛叶，毛果，解发良.祛风止痒方治疗糖尿病瘙痒症60例临床观察.湖南中医杂志，2015，3（15）：50-51

第十一章　糖尿病神经炎

糖尿病神经炎是一种常见的糖尿病并发症状。在临床中一旦发病后，患者出现肢体远端对称性感觉运动或者是自主神经功能障碍，大多数情况下以下肢发病较多。患者最常见的表现就是肢体麻木，四肢冰凉、灼热等症状，偶有一些疼痛反应。严重情况下，患者会出现非常明显的疼痛反应，疼痛难忍，尤其是在夜间疼痛加剧，部分患者的皮肤出现局部色素沉着情况。

（一）内　服　方

❀ 补阳还五汤化裁

黄芪 100g　　当归尾 15g　　赤芍 15g　　地龙 15g　　川芎 15g　　桃仁 15g
红花 15g　　全蝎 5g　　蜈蚣 2 条

【用法】每日 1 剂，水煎 2 次，取药汁 300ml，分 2 次服。

【功效】补气活血。

【适应证】**糖尿病神经炎（气虚血瘀证）**。症见：肢体麻木或疼痛，肢体萎缩，口干口渴，气短懒言，面色淡白，便溏等。

【疗效】治疗 30 例，总有效率为 87.9%。

【来源】马健，谢春郁，黄鹏. 补阳还五汤化裁治疗糖尿病周围神经病变 60 例临床观察. 中国医药信息，2010，27（2）：57 – 59

黄芪桂枝五物汤加减

黄芪 30g　桂枝 15g　细辛 3g　白芍 15g　大枣 8 个　生姜 10g
当归 15g　鸡血藤 10g　天花粉 15g　葛根 15g　丹参 10g　地龙 10g

【用法】每日 1 剂，水煎 2 次，取药汁 300ml，分 2 次服。2 周为一疗程。

【功效】益气活血，温阳化瘀。

【适应证】**糖尿病神经炎（气虚血瘀证）**。症见：倦怠，乏力，气短懒言，面色晦暗，肢体麻木或刺痛，夜间加重，舌体胖大，舌暗或有瘀斑、瘀点，或舌下青筋紫暗怒张，苔薄白，脉沉细。

【疗效】治疗 38 例，显效 12 例，有效 23 例，无效 3 例，总有效率 92.1%。

【来源】朱学敏，苗桂珍. 黄芪桂枝五物汤加减治疗糖尿病周围神经病变 70 例. 辽宁中医杂志，2010，37（6）：1067

益气养血活血方

生黄芪　鸡血藤　苍术　丹参各 30g　牛膝　当归　路路通　王不留行各 15g　红花　知母各 10g　全蝎 5g

【用法】每日 1 剂，水煎 2 次，取药汁 300ml，分 2 次服。

【功效】补气养血，活血化瘀，舒筋活络止痛。

【适应证】**糖尿病神经炎（气虚血虚，血瘀阻络证）**。症见：肢体麻木刺痛或身痒如蚁行感，四肢畏寒，口渴喜饮，倦怠乏力，腰膝酸软，舌质紫暗或有瘀斑，脉沉细涩。

【临证加减】疼痛明显加细辛、蜈蚣；肢体发凉加附子、干姜；乏力明显者重用黄芪。

【疗效】治疗组 32 例，显效 10 例，有效 18 例，无效 4 例，总有效率 87.5%。

【来源】丁玉梅，马玉宝. 益气养血活血法治疗糖尿病周围神经病变 32 例. 陕西中

医，2010，31（4）：417－419

益气养阴活血通络方

黄芪30g　玄参15g　生地15g　苍术15g　山药15g　天花粉15g

麦门冬15g　葛根10g　丹参15g　生三七粉4g（分2次另吞）

【用法】每日1剂，水煎2次，取药汁300ml，分2次服。

【功效】益气养阴，活血通络。

【适应证】**糖尿病神经炎（气阴两虚，血脉瘀阻证）。**症见：有糖尿病史，伴有四肢感觉异常，明显的肢体末端麻木疼痛或发凉，多呈袜套或手套样分布，或运动异常，肢体痿弱，跟膝腱反射消失或减弱，感觉神经和运动神经传导速度减慢。

【临证加减】多食善饥加生石膏20g（先煎）、知母10g；消渴多饮加乌梅10g、五味子6g；尿多加益智仁10g、枸杞10g；阳痿加仙茅10g、淫羊藿10g。

【疗效】治疗组30例中显效11例，有效15例，无效4例，总有效率86.7%。

【来源】邵学清，范志明，林化冰. 中西医结合治疗糖尿病周围神经病变临床观察. 中国社区医师·医学专业，2010，22（12）：141

益气养阴通络方

黄精30g　生地30g　桑椹20g　太子参15g　麦冬15g　天花粉20g　赤芍15g　桃仁12g　红花15g　地龙15g　木瓜15g　僵蚕15g　牛膝12g　黄芪30g　黄连3~6g　桂枝10g　川芎15g

【用法】每日1剂，水煎2次，取药汁300ml，分2次服。15天为1个疗程，治疗6个疗程。

【功效】益气养阴，活血通络。

【适应证】**糖尿病神经炎（气阴两虚，脉络瘀滞证）。**症见：肢端乏力、麻木刺痛、闪击痛，灼痛、发凉、穿鞋样、冰冻样、踏棉样等，或双足远端痛觉或触觉减弱，腱反射消失或减弱，除外导致的糖尿病神经病变的其他病变。

【临证加减】偏于上肢加桂枝、桑枝，下肢加牛膝、地龙，肌肉筋脉挛急疼痛剧烈加木瓜，腰膝酸软加二至丸，肢体麻木蚁行感加僵蚕、鸡血藤、伸筋草，小便频数加益智仁、乌药，便秘加火麻仁、郁李仁，头晕加夏枯草、钩藤，心悸失眠加柏子仁、酸枣仁，气损及阳、肢末发凉之寒象偏重者加桂枝、川芎，肢末灼热甚之热象偏重者加蒲公英、丹皮。

【疗效】治疗 51 例，显效 32 例（62%），有效 15 例（30%），无效 4 例（8%），总有效率 92%。

【来源】于淑华. 中医治疗糖尿病周围神经病变 51 例. 现代中西医结合杂志，2010，19（25）：3212－3213

🪷 降糖活血方

广木香　当归　川芎各 10g　生黄芪　益母草　丹参　玄参　生地各 30g　赤芍　葛根　苍术各 15g

【用法】每日 1 剂，水煎 2 次，取药汁 300ml，分 2 次服。

【功效】气阴双补，活血降糖。

【适应证】**糖尿病神经炎（气阴两虚兼血瘀证）**。症见：四肢感觉异常，明显的肢体末端麻木疼痛或发凉，多呈袜套或手套样分布，或运动异常，肢体痿弱；跟膝键反射减弱或消失，感觉神经和运动神经传导速度减慢；并同时排除其他原因所致的周围神经病变。

【疗效】治疗组 50 例，显效 28 例，有效 17 例，无效 5 例，总有效率 90%。

【来源】朱红梅. 降糖活血方配合西药治疗糖尿病周围神经病变 50 例. 陕西中医，2010，31（1）：58

通痹络方

党参 30g 麦冬 15g 玄参 15g 丹参 15g 威灵仙 15g 桂枝 10g
黄芪 30g 赤芍 10g 大枣 10g 豨莶草 30g 当归 6g

【用法】每日 1 剂，水煎 2 次，取药汁 300ml，分 2 次服。

【功效】益气养阴，和营活血，通络除痹。

【适应证】**糖尿病神经炎（气阴两虚，脉络瘀阻证）**。症见：手足末端麻木，针刺感、怕冷、蚁行感等异常感觉，呈手套或短袜状分布，甚至可出现肢体隐痛，刺痛或烧灼样痛。

【疗效】治疗 38 例，显效 25 例，有效 11 例，无效 2 例，总有效率 95.0%。

【来源】江毅文，刘秀菊. 通痹络方治疗糖尿病周围神经病变 38 例. 现代中西医结合杂志，2010，19（10）：1237 – 1238

益气通络方

生黄芪 45g 当归 川芎各 10g 丹参 地龙 葛根 木瓜 赤芍
白芍 淮山药 鸡血藤各 15g 水蛭 6g 生甘草 3g

【用法】每日 1 剂，水煎 2 次，取药汁 300ml，分 2 次服。

【功效】益气行血，化瘀通络。

【适应证】**糖尿病神经炎（气虚血瘀证）**。

【临证加减】肢体灼热感，加黄柏、丹皮各 10g，忍冬藤 15g；腰腿酸软，加杜仲、川牛膝、桑寄生各 15g；肢冷不温加桂枝 10g，细辛 3g；肢体肿胀加汉防己、薏苡仁各 15g，车前子 10g；痛甚加延胡索 15g，姜黄 10g。

【疗效】治疗 52 例，治愈 26 例，好转 22 例，无效 4 例，总有效率为 92.3%。

【来源】邱慧玲. 益气通络方联合西药治疗糖尿病周围神经病变 52 例. 山西中医学院，2010，26（2）：20 – 21

脊瓜饮

桑寄生 10g　狗脊 10g　木瓜 15g　川续断 10g　牛膝 15g　秦艽 15g

【用法】每日 1 剂，水煎 2 次，取药汁 300ml，分 2 次服。

【功效】补肝益肾，行气化瘀，舒筋通络。

【适应证】**糖尿病神经炎（肾虚血瘀证）**。症见：四肢厥冷、麻木、疼痛。

【疗效】治疗 30 例，有效率 100%。

【来源】张美荣，邱建功. 脊瓜饮治疗糖尿病周围神经病变 30 例. 中国中医药科技，1996，3（2）：45

黄芪桂枝五物汤

黄芪 15～60g　桂枝 3～10g　赤芍　白芍各 10g　当归 10～15g　葛根 10～20g　山药 15～30g　山萸肉 10g　鸡血藤 30g　甘草 3～6g（生姜、大枣为引）

【用法】每日 1 剂，水煎 2 次，取药汁 300ml，分 2 次服。10 天为一疗程。

【功效】益气温经，和营通痹。

【适应证】**糖尿病神经炎（气虚寒凝证）**。症见：对称性肢体远端有针刺、蚁行感、烧灼感，皮肤发冷、肌肉疼痛。

【临证加减】口干多饮，多食易饥，酌加生石膏、知母、天花粉、玄参、麦冬等，肝肾阴虚者加服六味地黄丸，肾阳不足者用金匮肾气丸，阳痿者加仙灵脾、巴戟天、鹿角胶等；心悸气短、面色无华者加人参、党参、太子参等，血瘀明显者加丹参、桃仁、红花。

【疗效】治疗 42 例，显效 24 例，有效 12 例，无效 6 例，总有效率 85.71%。

【来源】路杰云，许宏兰. 黄芪桂枝五物汤加味治疗糖尿病性周围神经炎 42 例. 黑龙江中医药，1998（4）：17－18

鸡鸣散加味

苏叶 10g　槟榔 12g　陈皮 12g　木瓜 15g　吴茱萸 6g　桔梗 10g
薏苡仁 30g　怀牛膝 15g　生姜 10g

【用法】每日 1 剂，水煎 2 次，取药汁 300ml，分 2 次服。一般 2 周为一疗程，连用 4 个疗程。

【功效】温化寒湿，行气降浊。

【适应证】**糖尿病神经炎（寒湿内盛，湿浊闭阻证）**。症见：肢端麻木不仁、发凉，以双侧对称性多见。

【临证加减】全身乏力者加黄芪 30g；病在上肢者加桑枝 12g；瘀血明显者加莪术 10g、水蛭 10g、蜈蚣 2 条；湿郁化热者加当归 12g、黄柏 10g、玄参 12g、忍冬藤 30g。

【疗效】治疗手足麻木者 18 例，症状消失 10 例，明显好转 3 例，好转 3 例，无效 2 例。

【来源】张广德，黄佳娜. 鸡鸣散加味治疗糖尿病周围神经病变. 中国中医药信息杂志，1999，6（10）：54

降糖蠲痹方

生地 20g　山药 30g　当归 15g　鸡血藤 30g　黄芪 30g　葛根 20g
木瓜 10g

【用法】每日 1 剂，水煎 2 次，取药汁 400ml，每次服 200ml，每日 2 次。30 剂为一疗程，连服 2 个疗程。

【功效】滋阴活血，益气通络。

【适应证】**糖尿病神经炎（阴液亏损，气虚血瘀证）**。症见：手足发凉、麻痛,双脚不能履地。

【临证加减】发病于上肢者加独活10g、秦艽10g;发病于下肢者加牛膝15g、川续断15g。

【疗效】治疗组40例中临床痊愈16例(40%),显效21例(52.5%);无效3例(7.5%),总有效率92.5%。

【来源】于正环. 降糖蠲痹方治疗糖尿病性周围神经病变临床观察. 中医药研究,1999,15(6):11－12

痿痹方

> 黄芪50g　淫羊藿15g　姜黄15g　威灵仙15g　䗪虫10g　水蛭15g　乌梢蛇15g　骨碎补15g

【用法】每日1剂,水煎2次,取药汁600ml,分3次口服,每周服6剂,连续服用4周为1个疗程。

【功效】扶元固本,祛瘀化痰,通络止痛。

【适应证】**糖尿病神经炎(元气亏虚,痰瘀阻络证)**。症见:不同程度的四肢发凉麻木,末端束缚感或蚁行感,疼痛呈刺痛或钝痛,夜间尤甚,行走似踩棉絮,腱反射减弱或消失,气短畏寒,肢麻无力或疼痛,舌淡红,苔薄白或黄腻;脉弦细或沉涩。

【疗效】治疗38例,显效21例,有效14例,无效3例,总有效率92.1%。

【来源】任爱华,阚方旭. 痿痹方治疗糖尿病周围神经病变的临床观察. 中国中西医结合杂志,2000,2(7):543－544

姜䗪糖痛方

> 干姜4g　䗪虫10g　莪术6g　忍冬藤　怀牛膝各20g　生地　西洋参(另炖)　川芎各10g　当归6g　赤芍　白芍各15g　地龙　红花

桃仁各 10g　生黄芪 30g

【用法】1 日 1 剂，水煎 2 次，首汁煎 200～250ml 分上、下午服。二汁煎 2000～2500ml，试温后浸泡外洗四肢，每日 2 次。

【功效】益气养阴清热，活血通络。

【适应证】**糖尿病神经炎（气阴两伤、瘀血阻滞证）**。症见：肢体麻木、疼痛、感觉减退及踝反射减弱。

【疗效】治疗 32 例，治疗 2 周后缓解 5 例，显效 9 例，有效 12 例，无效 6 例，总有效率为 81.3%；治疗 4 周后缓解 7 例，显效 11 例，有效 11 例，无效 3 例，总有效率 90.6%。

【来源】黄全海. 姜麓糖痛方治疗糖尿病周围神经病变. 浙江中西医结合杂志，2005，15（8）：472－474

芍药甘草汤合四物汤加减

芍药 30g　熟地黄 20g　当归 15g　川牛膝 20g　甘草 6g

【用法】水煎服，1 剂/天，分 2 次温服。

【功效】养血敛阴，活血通络。

【适应证】**糖尿病神经炎（阴虚血瘀证）**。症见：腿足挛急，肢体麻木，酸胀疼痛，五心烦热，腰膝酸软，头晕耳鸣，口干少饮，便秘，舌质暗红，脉细数。

【临证加减】腿足挛急，加蜈蚣 2 条（研细吞服）、全蝎 10g。

【来源】李厚英，单鸣. 中医辨证分型结合西药治疗糖尿病周围神经病变 60 例. 中医药导报，2009，15（11）：26－27

补气行血化痰汤

枳壳 18g　法半夏 15g　黄芪 30g　赤芍 20g　桂枝 15g　川芎 18g

薏苡仁 25g　生甘草 6g

【用法】每日1剂，水煎2次，取药汁300ml，分2次服。

【功效】补气行血，化痰除浊。

【适应证】**糖尿病神经炎（痰瘀互结证）**。症见：麻木不止，常有定处，行走如踩棉，头重，肥胖，胸闷纳呆，腹胀不适，舌质紫暗，苔白厚腻，脉沉滑。

【临证加减】胸闷呕恶，去枳壳，加藿香18g、佩兰15g、枳实18g；肢体麻木较重者，加独活20g、僵蚕18g；疼痛部位固定不移，加白附子15g、白芥子15g。

【来源】李厚英，单鸣. 中医辨证分型结合西药治疗糖尿病周围神经病变60例，中医药导报，2009，15（11）：26－27

🌸 归芍补阴丸

龟甲（先煎）30g 黄柏20g 知母18g 熟地黄20g 白芍20g 锁阳15g 牛膝25g 当归30g

【用法】每日1剂，水煎2次，取药汁300ml，分2次服。

【功效】培补气血，扶正固本。

【适应证】**糖尿病神经炎（肝肾亏虚证）**。症见：肢体萎软无力，肌肉萎缩，骨松齿摇，头晕耳鸣，舌质淡，少苔或无苔，脉沉细无力。

【临证加减】肾精不足，加菟丝子25g；阴虚明显，加枸杞子18g、女贞子20g。

【来源】李厚英，单鸣. 中医辨证分型结合西药治疗糖尿病周围神经病变60例，中医药导报，2009，15（11）：26－27

🌸 麻痛消组方

怀牛膝30g 川芎15g 延胡索15g 丹皮20g 醋乳香20g 醋没药8g 赤芍20g 白芍20g 甘草6g 炙麻黄3g

【用法】每日1剂，水煎2次，取药汁300ml，分2次服。4周为一疗程。

【功效】滋补肝肾，活血化瘀，温经散寒。

【适应证】**糖尿病神经炎（肝肾不足，夹寒湿外袭证）**。症见：机体麻木、疼痛、无力、发热感或灼痛、发冷或麻木、钝痛或锐痛、刺痛。

【临证加减】有高血压者去麻黄。

【疗效】治疗55例，显效42例，有效10例，无效3例，治疗组有效率94.5%。

【来源】李中奇. 麻痛消组方治疗2型糖尿病并外周神经病变55例疗效分析. 实用糖尿病杂志，2009，5（2）：27－28

糖痛方

桂枝18g　当归15g　黄芪30g　川芎12g　熟地20g　白芍15g
桃仁10g　红花10g

【用法】每日1剂，水煎2次，取药汁300ml，分2次服。另用上方加乳香10g，没药10g，花椒10g。水煎后熏洗浸泡患处，每日4次，每次30分钟。15天为一疗程。

【功效】补气活血，祛风通络止痛。

【适应证】**糖尿病神经炎（瘀血阻滞证）**。症见：双下肢麻木和疼痛为主。

【临证加减】病程10年以上加用全蝎、水蛭。

【疗效】治疗组治愈21例，好转15例，无效3例，总有效率92.3%。

【来源】蔡玲. 糖痛方治疗糖尿病周围神经病变疗效观察. 实用中医药杂志，2009，25（6）：357

益气通络方

生黄芪30g　太子参　生地　麦冬　葛根　桃仁　红花　赤芍
当归　延胡索　川芎各10g　炙蜈蚣4g

【用法】每日1剂，水煎取汁200ml，早晚各1次分服。

【功效】益气养阴，活血通络。

【适应证】**糖尿病神经炎（气阴两虚，气虚血瘀证）**。症见：四肢末端麻木、疼痛、烧灼感。有不同程度深浅感觉障碍，如腱反射减弱或消失。

【疗效】治疗41例，显效16例，有效20例，无效5例，总有效率87.8%。

【来源】陈忠伟，陈治林. 益气通络方治疗糖尿病周围神经病变41例观察. 实用中医药杂志，2009，25（12）：807

🪷 化瘀解毒方

　　　　红花10g　金银花10g　川芎10g　白芷10g　乳香5g　没药5g

　　黄芪30g　姜黄10g　杜仲10g　地骨皮10g　川牛膝10g

【用法】每日1剂，水煎2次，取药汁300ml，分2次服。

【功效】益气养阴，活血化瘀，解毒通络。

【适应证】**糖尿病神经炎（气虚兼瘀毒内阻证）**。肢体麻木或有蚁行感，或刺痛夜间尤甚，踩棉花感。双足发凉，面色灰暗或苍白、易疲劳，气短，时有自汗、乏力。舌质暗或有瘀点，苔薄白。脉细。

【临证加减】下肢发凉为主者加细辛3g、白芥子10g、蜈蚣2条温阳通脉；下肢疼痛为主者乳香、没药改为10g，加水蛭粉2g、地龙5g通络止痛。

【疗效】治疗60例，显效17例（28.3%），有效28例（46.7%），无效15例（25.0%），总有效率为75.0%。

【来源】李光善，任志雄，黄达，等. 加减化瘀解毒方联合西药治疗糖尿病周围神经病变伴抑郁障碍60例临床观察. 中医杂志，2013，54（14）：1204-1206

🪷 木丹通络方

　　　　木瓜30g　牡丹皮20g　黄连6g　熟地12g　鸡血藤15g

【用法】每日 1 剂，水煎 2 次，取药汁 300ml，分 2 次服。

【功效】益气养阴，活血通络。

【适应证】**2 型糖尿病神经炎（气阴两虚，浊邪阻痹证）**。症见：自发性神经痛和麻木等神经病变症状，四肢末梢感觉异常及（或）感觉障碍，常伴夜间加重或睡眠障碍。

【疗效】治疗 30 例，显效 10 例（33.3%），有效 12 例（40.0%），无效 8 例（26.7%），总有效率为 73.3%。

【来源】张军. 木丹通络方对 2 型糖尿病周围神经病变治疗作用观察. 中医药临床杂志，2013，25（9）：753 – 755

疏肝清热通络方

柴胡 15g 郁金 10g 大黄 10g 黄芩 10g 黄连 10g 芍药 10g 丹参 10g 当归 6g 水蛭 10g

【用法】每日 1 剂，水煎 2 次，取药汁 300ml，分 2 次服。连续治疗 8 周。

【功效】养阴清热，活血通络。

【适应证】**糖尿病神经炎（阴虚燥热，气滞血瘀证）**。症见：小腿或下肢疼痛，或灼痛，手足感觉异常，或麻木感、灼热感，足如踩棉花；体格检查发现腱反射减弱或消失；神经电生理检查发现胫神经、腓浅神经等传导速度减慢。

【疗效】治疗 35 例，显效 16 例（45.71%），有效 18 例（51.43%），无效 1 例（2.86%），总有效率 97.14%。

【来源】王坤玲，侯兵. 疏肝清热通络方治疗 2 型糖尿病周围神经病变 35 例临床观察，中医药导报，2013，19（7）：34 – 36

养血活络方

仙鹤草 20g 当归 15g 鸡血藤 20g 丹参 20g 酸枣仁 10g 黄柏 10g 威灵仙 15g 川芎 15g 姜黄 15g 桂枝 10g 海风藤 6g 蜈蚣粉 6g

【用法】每日1剂，水煎分3次服，30日为一疗程。

【功效】养血活血，化瘀通络。

【适应证】**糖尿病神经炎（气滞血瘀兼有气虚证）**。症见：手足麻木，拘挛或者走窜不定性疼痛，心悸，腹胀便秘，或者大便稀溏与便秘交替，性欲减退，舌淡暗苔白，脉沉细无力等。

【临证加减】上肢病变为主者加羌活、桑枝、白芥子；以下肢病变为主者加牛膝、木瓜；若四肢末冷痛，得温痛减，遇寒痛增，入夜更甚者加用当归四逆汤或者北细辛、肉桂易桂枝；肢体麻木游走不定者加独活、防风、僵蚕；疼痛不移者加白附子、穿山甲、全蝎；阴虚明显者加石斛、生地、菟丝子；湿重者加苍术、薏苡仁、茯苓。阳气亏虚加人参、黄芪、五味子、鹿角霜等。

【疗效】治疗45例，显效30例（66.67%），有效12例（26.67），无效3例（6.67%），总有效率为93.33%。

【来源】别还兵，王晓磊. 养血活络方治疗糖尿病周围神经病变临床观察. 中国中医急症，2013，22（4）：667-668

皮痹复仁汤

天麻15g　当归12g　川芎12g　赤芍12g　生地20g　全虫10g
地龙10g　桂枝10g　黄芪30g　红花10g　薏苡仁15g　桑白皮12g
白芥子10g

【用法】每日1剂，水煎2次，取药汁300ml，分2次服。30天为1个疗程。

【功效】益气活血，息风通络。

【适应证】**糖尿病神经炎（气滞血瘀，肝风上犯证）**。症见：肢体麻木、疼痛、感觉异常等。

【疗效】治疗32例，显效23例（71.9%），有效7例（21.9%），无效2例（6.2%），总有效率93.8%。

【来源】周俊娣，刘凤阁. 自拟方皮痹复仁汤联合甲钴胺治疗糖尿病周围神经病变

32 例疗效观察. 西部医学，2013，25（2）：190－191

活血通络方

丹参 30g　红花 15g　黄芪 20g　桂枝 12g　王不留行 15g　威灵仙 15g　甘草 6g

【用法】每日 1 剂，水煎 2 次，取药汁 300ml，分 2 次服。

【功效】活血通络。

【适应证】**糖尿病神经炎（气滞血瘀、脉络瘀阻证）**。症见：运动神经病变表现为麻木、疼痛、蚁行感、发凉、肌无力等；深浅感觉明显减退，跟、膝腱反射明显减退或消失。

【疗效】30 例，显效 8 例（26.7%），有效 20 例（66.7%），无效 2 例（6.7%）有效率 93.3%。

【来源】张朝辉. 自拟活血通络方治疗糖尿病周围神经病变，内蒙古中医药，2013（16）：68－69

益气活血通络方

生黄芪 15g　当归 10g　怀牛膝 10g　生地黄 10g　赤芍 10g　红花 10g　桃仁 10g　丹参 10g　川芎 5g　葛根 30g　蜈蚣 1 条　木瓜 15g　水蛭 3g　全蝎 3g

【用法】每日 1 剂，水煎 2 次，取药汁 400ml，分 2 次服。

【功效】益气活血通络。

【适应证】**糖尿病神经炎（气虚血瘀，瘀阻脉络证）**。症见：肢体麻木、肢末发凉、针刺样疼痛、蚁行感、触电感、腱反射减弱等。

【临证加减】若气虚加党参 15g，白术 15g；血虚明显加熟地 9g，阿胶 10g；麻木明显上肢加桑枝 30g、威灵仙 15g，下肢加地龙 10g、川牛膝 10g；肢体冷痛加桂枝 10g。

【疗效】治疗 44 例，显效 14 例（31.8%），有效 24 例（54.6%），无效 6 例（13.6%），总有效率 86.36%。

【来源】于文艳. 自拟益气活血通络方治疗糖尿病周围神经病变疗效观察. 中国中医基础医学杂志，2013，19（3）：345－353

❁ 益气养阴活血方

黄芪　山药　鸡血藤　金银花藤各 30g　山萸肉　玄参　麦冬川芎　丹参各 15g

【用法】每日 1 剂，水煎 2 次，取药汁 300ml，分 2 次服。

【功效】益气养阴活血。

【适应证】**糖尿病神经炎（气阴两虚兼有血瘀证）**。症见：肢体感觉异常，出现麻木、蚁行感、针刺感、疼痛、烧灼感或如踩棉花等不同程度的感觉障碍；神经系统检查：膝、跟腱反射减弱或消失，肢体深、浅感觉障碍，或出现"手套、袜套样"改变；肌电图检查提示运动和感觉神经传导障碍。

【临证加减】痰湿重者加苍术、藿香，阳虚重者加附子、肉桂，痰瘀较重者加水蛭、白芥子，痛甚者加延胡索。

【疗效】治疗 42 例，显效 20 例（47.6%），有效 18 例（42.9%），无效 4 例（9.5%），总有效率 90.5%。

【来源】杨建丰. 自拟益气养阴活血方治疗糖尿病周围神经病变的疗效观察. 光明中医，2013，28（9）：1824－1825

（二）外 洗 方

❁ 神洗泡浴方

生地 10g　当归 20g　川芎 10g　木瓜 15g　鸡血藤 20g　丝瓜络

15g　防风 10g　木香 6g　羌活 15g　穿山甲 10g　赤白芍各 15g　郁金 10g　金银花 10g　炙甘草 10g

【用法】每日 1 剂，水煎，沐足。

【功效】活血化瘀，理气止痛。

【适应证】糖尿病神经炎（气虚血瘀，脉络瘀阻证）。症见：肢体麻木、疼痛（刺痛、灼痛、隐痛、空痛）。

【疗效】治疗 36 例，显效 32 例，有效 3 例，无效 1 例，总有效率为 97.0%。

【来源】陕艳."神洗泡浴方"治疗糖尿病血管神经病变的疗效观察.山西中医学报，2010，11（6）：30 - 31

🪷 中药洗剂

当归　桃仁　红花　川牛膝　威灵仙　桂枝各 20g　鸡血藤 30g
花椒 5g

【用法】将药煎取 5000ml，患肢隔药液先熏，待药液温度冷至 35℃左右，将患肢放入药液中浸洗 40~60 分钟，每日早晚 1 次，12 日为一疗程。

【功效】活血化瘀，散寒止痛，祛风除湿，解挛消肿，疏松腠理。

【适应证】糖尿病神经炎（气滞血瘀证）。症见：手足麻木，可伴有疼痛无力感，困胀，屈伸不利，运动不灵活，蚁爬或针刺感，有"袜子""袖套"等异常感觉，自觉皮肤增厚，感觉迟钝。

【疗效】治疗 50 例，显效 24 例，有效 22 例，无效 4 例，总有效率为 92%。

【来源】卜志松.中药洗剂治疗糖尿病末梢神经炎的临床研究.中国现代药物应用，2010，4（6）：142 - 143

🪷 糖痛外洗方

生川乌 10g　生草乌 10g　全当归 15g　透骨草 30g　川芎 12g　花

椒 10g　赤芍 15g　白芥子 6g　䗪虫 30g

【用法】熏洗浸泡患处，1 日 1～3 次，每次 30 分钟。

【功效】补益气血，温阳补肾，理血活血化瘀。

【适应证】**糖尿病神经炎（阴阳两虚，瘀血阻络证）**。症见：肢端麻木刺痛、烧灼样或冰冻感、拘挛、感受异常、肢体无力等。

【疗效】治疗 60 例，显效率 48.3%，总有效率为 90%。

【来源】闫铺. 糖痛外洗方治疗糖尿病周围神经病变 60 例. 河南大学学报（医学版），2005，24（2）：57－58

糖痛宁搽剂

干辣椒 100g　川椒 50g　生姜 50g　川乌 30g　草乌 30g　白芷 30g　细辛 15g　生半夏 15g　桂枝 15g　威灵仙 15g　生南星 15g　蟾酥 5g　樟脑 10g

【用法】浓煎制膏外搽，每日 4 次。

【功效】辛散温通，活血通络止痛。

【适应证】**糖尿病神经炎（气滞血瘀痰阻证）**。

【疗效】治疗 33 例，显效 26 例，有效 5 例，无效 2 例，总有效率为 95%。

【来源】安峻青. 糖痛宁搽剂治疗糖尿病痛性神经病变 40 例疗效观察. 光明中医，2005，20（4）：62－63

针刺治疗

取穴：风池　曲池　外关　足三里　委中　悬钟　血海　十宣　八风

【用法】患者取仰卧位，穴区常规消毒，取 28 号毫针进针得气后，风池、足三里、悬钟采用捻转补法；曲池、外关、委中、八风提插泻法；十宣采用刺络放血；余得气后留针 30 分钟，每天 1 次，10 次为一疗程，疗程间隔 1 天，3 个疗程。

【功效】益气养血，活血化瘀，通经活络。

【适应证】**糖尿病神经炎（气血亏虚、经脉瘀阻证）**。症见：①双侧肢体末梢出现蚁走、麻木或发凉等感觉异常；灼痛或针刺样疼痛等痛觉异常；牵掣、拘挛或无力等运动功能障碍。②四肢末梢肌肉松弛或轻度萎缩，温痛觉、位置觉减弱或消失，腱反射减弱。③神经电生理检查提示末梢神经传导延迟。④发病呈缓慢发生，渐进性加剧的特点，除外其他病因所致末梢神经炎。

【疗效】治疗 40 例，显效 14 例，有效 18 例，无效 8 例，总有效率为 80.0%。

【来源】陈瑞. 针刺治疗糖尿病末梢神经炎的临床观察. 针灸临床杂志，2005，21（8）：15 – 16

温经通络熏洗方

红花　当归　桂枝　川牛膝　桃仁各 25g　丁香　花椒各 6g　鸡血藤 25g

【用法】在控制饮食与运动疗法的基础上，配合降糖药物的综合治疗，采用温经通络散进行熏洗，加 4500ml 水将药进行煎熬，把患肢放在药液接受熏汽，然后等到药水放置温度为 30℃ ~ 40℃时，用药液熏洗患肢，时间 1 个小时。在熏洗过程中，要注意药液的温度，当它冷却时，加入新煎好的药液，保持温度。每日 1 次，15 日为 1 个疗程。

【功效】活血化瘀。

【适应证】**糖尿病神经炎（气滞血瘀证）**。症见：泌汗异常、肢体麻木、疼痛、神经电生理检查异常。

【疗效】治疗 30 例，显效 15 例（50%）；有效 12 例（40%）；无效 3 例（10%），总有效率为 90%。

【来源】管静辉. 温经通络熏洗方治疗糖尿病周围神经病变的临床护理. 中国现代

药物应用，2013，7（7）：94－95

糖尿病沐足方

黄芪　川芎　丹参　红花　赤芍　当归　制附子（先煎）各20g
路路通　艾叶　大黄各30g

【用法】先用冷水3000ml煎煮，煎至1000ml后置于足浴盆内，将水温降至40度左右浸泡患者双下肢，30分钟/次，每天1次。

【功效】活血化瘀，通络止痛。

【适应证】**糖尿病神经炎（瘀血痹阻脉络证）。**

【疗效】治疗35例，显效18例（51.4%），有效10例（28.6%），无效7例（20%），总有效率80%。

【来源】郑永钿. 糖尿病沐足方联合血塞通注射液治疗糖尿病周围神经病变35例，中国中医药，2013，1（14）：19－20

加味当归补血方

黄芪50g　当归　川芎　地龙各15g　制乳香　制没药各20g　鸡血藤30g

【用法】上方水煎，药液倒入一大塑料袋后再放入事先盛有清水的恒温浴足器，加温固定至40℃时，双足放入药液塑料袋中浸泡揉搓外洗，每次40分钟，早晚各1次。

【功效】益气养血，活血通络。

【适应证】**糖尿病神经炎（气虚血瘀、脉络痹阻证）。**症见：肢体麻木及针刺样或烧灼样疼痛，肌肉萎缩无力、深浅感觉明显减退，腱反射减退或消失；肌电图检查显示腓神经有传导障碍。

【疗效】治疗组25例，显效15例（60%），有效7例（28%），无效3例（12%），总有效率88%。

【来源】罗梅，陈秋，杨慧. 加味当归补血方浴足治疗糖尿病周围神经病变疗效观察. 新中医，2013，45（1）：41-43

韭菜根汤外洗

韭根 50~100g

【用法】用韭根 50~100g，加水煮沸后冷却至37℃~38℃，将双脚浸泡于水面以下，并用手擭水至病变部位以上，早晚各1次，每次30分钟。

【功效】益气养阴，活血化瘀，祛痰理气，祛风通络。

【适应证】**糖尿病神经炎（气血两虚，血气瘀滞证）**。症见：针刺样疼痛感，或伴有烧灼感及麻胀感。

【疗效】一般当日即可见效，3~5日后疼痛明显减轻。

【来源】于淑丽，姜元芳，刘小铭. 韭根治疗糖尿病神经病变. 中国民间疗法，2000，8（4）：32-33

浴足方

透骨草600g 丹参400g 桂枝300g 黄芪 当归各200g 川芎 制附子各100g 乳香 没药各25g

【用法】将药物压碎分为10份，分别用20cm×20cm白色棉布缝袋装药，最后将袋口缝好备用。用时取药袋1个，放入脚盆内，加水2000ml浸泡120分钟，文火煮沸30分钟，由护士用温度计测水温，待水温降至38℃时，告知患者将双足浸于药液中泡洗，每次20分钟，每日1次，15日为一疗程。每2日更换1次药袋，均连续使用2个疗程。

【功效】益气养血，活血化瘀，温经通络。

【适应证】**糖尿病神经炎（阴阳气血亏虚，脉络痹阻证）**。症见：肤凉、麻木、疼痛、感觉迟钝、四肢疼痛、麻木、蚁走感或感觉障碍。

【疗效】治疗组60例，好转31例，缓解25例，无效4例，总有效率93.3%。

【来源】刘瑞云，赵鹏台. 浴足方辅助治疗糖尿病周围神经病变60例. 陕西中医，2009，30（7）：839－840

第十二章　糖尿病下肢动脉硬化闭塞症

糖尿病下肢动脉硬化闭塞症是糖尿病最为常见的大血管并发症之一。严重影响患者生活质量，能够引起坏疽，病情严重者甚至需要截肢治疗。其主要病理改变为动脉粥样硬化，管壁增厚，管腔狭窄以及血栓形成，最终导致动脉闭塞，局部组织缺血。早期症状有下肢无力、沉重、麻木、感觉异常、下肢发凉。后期可出现间歇性跛行、静息痛、严重时可发生下肢溃疡、坏疽。多与性别、年龄、病程、血脂、血糖等病因有关；微血管病变及周围神经损害等诸多危险因素汇聚均可导致动脉硬化。早期发现，早期治疗，可延缓其进展，降低截肢率。

从中医学的角度看，糖尿病下肢动脉硬化闭塞症属"消渴病"合并"痹证""脉痹""血痹""厥证""脱疽"等范畴。多是由于消渴病阴虚内热，热灼津伤，血行不畅，脉道涩滞，或炼液为痰，阻滞脉道；日久阴损及气，气阴两虚，气虚运血无力，血行瘀滞；病久迁延不愈，阴损及阳，阴阳两虚，阳虚水液失布，水湿、痰浊、瘀血互结于脉中导致血脉瘀阻。

（一）内　服　方

❀ 益气通脉方

　　　生黄芪30g　当归15g　丹参20g　鸡血藤20g　三棱　莪术　三七　川芎　桃仁　红花　赤芍　牛膝　地龙各10g

【用法】每日1剂，煎2次，取药汁300ml，分2次服。

【功效】益气通脉，活血化瘀，通络止痛。

【适应证】**早期糖尿病下肢动脉硬化闭塞症（气阴两虚、血脉瘀阻证）。**

【疗效】治疗40例，显效21例，有效15例，无效4例，总有效率90%。

【来源】何晓兰. 益气通脉方合外洗方治疗早期糖尿病下肢动脉硬化闭塞症的临床观察. 北京中医，2005，24（4）：195－197

翻地还五汤

翻白草60g 地骨皮15g 黄芪30g 当归尾15g 赤芍 地龙 川芎 桃仁 红花各10g 牛膝15g

【用法】每日1剂，煎2次，取药汁300ml，分2次服。治疗2~7个月。

【功效】活血通络。

【适应证】**糖尿病肢体动脉硬化。**症见：除典型临床症状外，兼见下肢浮肿，皮肤色暗，皮温下降，足背动脉搏动明显减弱。

【临证加减】湿热壅滞证，症见：局部皮肤红肿，疼痛明显。治宜清热利湿，消肿止痛。上方加红藤、土茯苓、丹皮、茯苓。

热毒壅盛证，症见：局部皮肤红肿热痛，有溃疡或者坏疽。治宜清热解毒，上方加红藤、土茯苓、丹皮、茯苓。

脾虚湿盛证，症见：兼见下肢浮肿，面色萎黄，全身乏力，脘痞纳呆。治宜健脾利水消肿，上方加茯苓、白术、冬瓜皮、槟榔等。

脾肾阳虚证，症见：下肢浮肿，皮肤色暗，皮温下降，足背动脉搏动明显减弱。治宜温经通络，加熟附子、干姜、桂枝、淫羊藿。

【来源】徐灿坤，曲竹秋. 翻地还五汤治疗糖尿病肢体动脉闭塞症疗效观察. 辽宁中医杂志，2006，（7）：835－836

糖痛方

生黄芪30g 地骨皮30g 延胡索10g 山萸肉10g 三七3g（研

末冲服）　白芍 10g　党参 10g　赤芍 15g　川芎 10g　白术 10g　牛膝 30g　茯苓 10g　当归 15g　桂枝 10g　山药 10g　蕲蛇 10g　黄连 10g

【用法】每日 1 剂，煎 2 次，取药汁 400ml，分 2 次服。

【功效】温经益气，活血通络，化瘀止痛。

【适应证】**糖尿病合并动脉硬化（血流不畅，络脉闭塞证）**。症见：定位刺痛，夜间加重，肢体麻痛，或偏瘫，肌肤甲错，口唇舌紫，或紫暗瘀斑，舌下络脉色紫怒张，脉弦或涩。

【疗效】能有效调节血糖代谢，改善血流动力。

【来源】杜丽霞. 糖痛方对糖尿病动脉硬化症患者临床指标影响. 糖尿病新世界，2015，（8）：60

（二）外 用 方

❀ 透骨草汤

透骨草 30g　川楝子　当归尾　威灵仙　川牛膝　羌活　红花 土茯苓各 15g

【用法】水煎熏洗患处，每日 1 次。

【功效】活血祛瘀，通经活络。

【适应证】**糖尿病合并动脉硬化（瘀血内阻证）**。症见：肢端溃疡坏疽，未破溃者，表现为足部皮肤凉，颜色紫褐，麻木疼痛，痛有定处，状如针刺，感觉迟钝或消失，足背动脉搏动弱，舌紫暗或有瘀斑，脉沉细而涩。

【来源】王晓婷，薄忠伟，曲延华. 中医治疗糖尿病性闭塞性动脉硬化症 39 例. 中医药学报，2001，（2）：22

❀ 通络止痛汤

川芎　王不留行　延胡索各 15g　制乳香　制没药　红花　赤芍

丝瓜络　鸡血藤各20g　细辛6g

【用法】水煎后对患肢局部熏加泡洗，每日2次，每次20～30分钟（水温不可过高以防烫伤）。14天为1个疗程，连续治疗3个疗程。

【功效】益气通脉，活血化瘀，通络止痛。

【适应证】**糖尿病坏疽及下肢感染、溃疡者（气阴两虚，瘀血痹阻）。**

【疗效】治疗40例，显效21例，有效15例，无效4例，总有效率90%。

【来源】何晓兰. 益气通脉方合外洗方治疗早期糖尿病下肢动脉硬化闭塞症的临床观察. 北京中医，2005，24（4）：195－197

第十三章　糖尿病足

糖尿病足是糖尿病患者常见的并发症之一。近年来，我国糖尿病的发病率有所升高，糖尿病足的发生率也随之升高。糖尿病足的病因是其足部的神经和血管发生病变，使其足部的神经、血管、软组织及骨关节系统受到损伤，进而发生溃疡、坏死。有研究发现，糖尿病足在糖尿病患者中的发病率高达15%。糖尿病足患者的病情若没有得到有效的控制可发生残疾，因此临床上需采取有效的措施。

（一）内　服　方

温经活血汤

党参10g　桂枝10g　鹿角霜10g　制川乌9g（先煎）　制草乌9g（先煎）　当归10g　赤芍10g　白芷10g　丹参10g　地龙10g　山药10g　玄参10g　木瓜15g　焦山楂10g　熟地10g

【用法】每日1剂，水煎2次，取药汁300ml，分2次服。

【功效】温经活血。

【适应证】**糖尿病并发坏疽（血虚寒凝型）。**

【临证加减】挟湿者，加苍术、黄柏；挟痰者，加清半夏、白芥子；挟热者加金银花、玄参；合并高血压者加龙胆草、生龙牡、菊花；合并冠心病者：加枣仁、菟丝子、川芎。

【疗效】治疗 27 例，结果显效和有效 18 例，5 例无变化，4 例恶化。总有效率 66.67%。

【来源】潘保华，杨庆运，李蓉. 温经活血法治疗糖尿病并发坏疽. 中医研究，1993，(3)：27

益气养阴化瘀方

生黄芪 30g 干地黄 15g 山萸肉 15g 玄参 10g 丹参 15g 当归 10g 赤芍 15g 牛膝 10g 水蛭 10g

【用法】每日 1 剂，水煎 2 次，取药汁 300ml，分 2 次服。15 日为一疗程。

【功效】益气养阴，活血化瘀。

【适应证】**糖尿病足（气阴两虚，瘀血热毒证）。**

【临证加减】湿热毒蕴者加连翘 15g、赤小豆 20g、黄连 6g、苍术 10g；阳虚甚者加入桂枝 8g、附子 10g、细辛 5g。

【疗效】2 个疗程结束痊愈率 35.0%，有效率为 60.0%，4 个疗程束痊愈率 55.0%，有效率为 80.0%。

【来源】肖昌庆，茆冬梅，李加松. 中西医结合治疗糖尿病足 20 例临床分析. 安徽中医临床杂志，1998，(6)：366－367

清热活血托里排脓汤

蒲公英 紫花地丁 山药 天花粉 山药 生黄芪各 12g 薏苡仁 15g 穿山甲 当归尾 赤芍各 12g 三七 10g

【用法】每日 1 剂，水煎 2 次，取药汁 300ml，分 2 次服。

【功效】清热活血，托里排脓。

【适应证】**糖尿病足（热盛肉腐证）。**症见：下肢发凉、疼痛、麻木，皮肤温度降低，足背动脉搏动减弱或消失，足部局部破溃或窦道反复流脓水。

【临证加减】后期加鹿角霜15g。

【疗效】临床痊愈42例，占84%，好转8例，占16%。

【来源】戴莲仪. 中西医结合治疗糖尿病足50例. 新中医，2000，32（10）：38 – 39

顾步汤

党参15g 黄芪20g 金银花15g 牛膝12g 石斛15g 薏苡仁20g

【用法】每日1剂，水煎2次，取药汁300ml，分2次服。10天为1个疗程。

【功效】补气养阴，活血祛瘀，化痰散结，清热解毒，强筋补肾。

【适应证】**糖尿病足（气阴两虚，痰瘀互结证）**。症见：肢体末端疼痛、渗出、感染、溃疡、坏疽，多发于下肢、足底和足跟部。

【临证加减】瘀血明显者加桃仁、红花、川芎、地龙活血祛风，通络止痛；气血亏虚者加当归、白芍、何首乌、熟地、炙甘草止血补血，缓急止痛；痰多湿盛者加神曲、半夏、山楂、山药消食化痰，利湿除痹降脂；热毒阴伤者加沙参、玄参、牡丹皮、生地清热解毒，养阴活络。

【疗效】临床治疗28例，显效9例，有效15例，无效4例，总有效率为85.7%。

【来源】李景江. 顾步汤治疗糖尿病足28例. 吉林中医药，2000，（4）：43

乳没四物汤

乳香8g 没药8g 当归10g 川芎8g 白芍10g 熟地黄10g 鸡血藤15g 丹参15g 黄芪18g 金银花20g 怀山药20g

【用法】每日1剂，水煎2次，取药汁300ml，分2次服。1月为1个疗程。

【功效】化瘀通络，养阴清热。

【适应证】**糖尿病足（气滞血瘀证）**。症见：疮疡溃后，肿硬疼痛，色红较淡或不红或青紫。

【临证加减】气阴两虚加人参3g或党参12g；不寐加酸枣仁10g，琥珀10g；阳虚加附子6g，肉桂3g；酮体出现加黄芩10g、黄连6g。

【疗效】治疗糖尿病下肢坏疽10例，取得满意疗效。

【来源】陆玲菲. 中医治疗糖尿病下肢坏疽. 河南中医，2003，23（8）：34－35

和营敛疮汤

当归15g　川芎9g　赤芍10g　熟地15g　红花9g　桃仁9g　丹皮10g　乳香10g　没药6g　炒延胡索10g　丹参15g　穿山甲9g　泽兰12g

【用法】每日1剂，水煎2次，取药汁300ml，分2次服。

【功效】和营活血，消肿止痛。

【适应证】**糖尿病足（脉络瘀阻，蕴毒成脓证）**。症见：疮疡溃后，肿硬疼痛，色红较淡或不红或青紫。

【来源】党秀琴. 糖尿病足中医内治7法. 基层医学论坛，2003，7（5）：424－425

解毒利湿汤

金银花15g　紫花地丁15g　黄柏9g　生薏苡仁30g　茯苓20g　苍术9g　泽泻9g　通草5g　车前子12g　丹皮12g　土茯苓30g　赤小豆20g　豨莶草12g　白鲜皮10g

【用法】每日1剂，水煎2次，取药汁300ml，分2次服。

【功效】清热利湿。

【适应证】**糖尿病足（湿热交并证）**。症见：全身兼有腹胀，神疲乏力，舌苔厚腻，脉濡数。

【来源】党秀琴. 糖尿病足中医内治7法. 基层医学论坛，2003，7（5）：424－425

🪷 五味消毒饮加味

金银花 20g　连翘 12g　野菊花 15g　蒲公英 30g　紫花地丁 15g　夏枯草 12g　生栀子 10g　黄连 6g　黄芩 9g　鱼腥草 30g　白花蛇舌草 30g　白蔹 9g　山慈菇 6g

【用法】每日 1 剂，水煎 2 次，取药汁 300ml，分 2 次服。

【功效】清热解毒，消肿止痛。

【适应证】**糖尿病足（热毒炽盛证）**。症见：患处红肿热痛，伴有发热口渴，大便燥结，舌红苔薄黄，脉滑数。

【来源】党秀琴. 糖尿病足中医内治 7 法. 基层医学论坛，2003，7（5）：424－425

🪷 愈疽方

生黄芪　忍冬藤各 60g　熟地黄　鸡血藤各 30g　玄参　生当归　天花粉各 15g　生甘草 10g

【用法】每日 1 剂，水煎 2 次，取药汁 300ml，分 2 次服。

【功效】益气滋阴，活血通络，清热解毒，生肌排脓。

【适应证】**糖尿病足（气血不足，阴津亏乏证）**。症见：患足疼痛肌肉萎缩，皮肤干燥或浮肿，坏疽溃烂，疮色棕灰，脓似粉浆污水，气味恶臭，脓腐难脱，肉芽淡红，久不敛口，伴发热寒战，面黄肌瘦，不思饮食，神疲乏力，心悸气短，自汗，溲清便溏，舌淡有齿痕，苔腻，脉沉细无力。

【临证加减】口渴喜饮者，加葛根、麦冬、生石膏；便结者加生大黄；肢体冷痛、局部漫肿者加附子、麻黄；疼痛剧烈者加乳香、没药、三七粉；热毒壅盛、脓液黄稠者加蒲公英、地丁、连翘、金银花；脓液清稀者加仙灵脾、肉桂，重用黄芪、当归。

【疗效】治疗 25 例，总有效率 96%。

【来源】林君丽. 愈疽方治疗糖尿病坏疽 25 例. 实用中医药杂志，2003，19（4）：183

化浊降糖方

苍术 薏苡仁 白花蛇舌草 鹿衔草各15g 厚朴 白术 陈皮
茯苓 姜半夏 紫苏梗各9g 砂仁（后下） 黄柏各6g 石菖蒲
黄芩 金银花各12g 苦丁茶10g

【用法】每日1剂，水煎2次，取药汁300ml，分2次服。

【功效】祛湿化浊，清热解毒。

【适应证】**糖尿病足（湿热浊蕴结证）**。症见：患足紫红肿胀，足趾坏疽
溃烂，迅速向四周扩散，疮色灰黑，脓为污浊秽水，腥臭难闻，疼痛剧烈，
伴壮热口渴，烦躁，便秘溲赤，舌红苔黄腻，脉滑数。

【来源】唐汉钧，秦海洸．唐汉钧教授中西医结合治疗糖尿病足溃疡经验介绍．新
中医，2003，35（11）：16－17

益气活血汤

黄芪30g 生地30g 苍术6g 玄参30g 山药10g 麦冬10g 葛
根15g 丹参30g 桃仁30g 红花30g 土鳖虫20g

【用法】每日1剂，水煎2次，取药汁300ml，分2次服。

【功效】益气养血，化瘀通脉。

【适应证】**糖尿病足（阴虚血瘀浊毒证）**。症见：患足暗红肿胀，疼痛剧
烈，干枯焦黑，溃破腐烂，疮流血水，肌腱坏死则脓水剧臭。伴高热烦躁，
寒战，口渴汗出，心悸气短，大便秘结，舌红苔薄，脉弦细涩。

【疗效】治疗62例，总有效率92.31%。

【来源】李树欣，李丽梅，王彦．益气活血汤合西药治疗糖尿病足62例．中国中医
急症，2003，12（3）：230

四妙勇安汤加减

当归30g 玄参30g 赤芍30g 牛膝15g 穿山甲15g 水蛭6g

【用法】每日 1 剂，水煎 2 次，取药汁 300ml，分 2 次服。

【功效】活血补血，清热凉血、解毒、化瘀止痛。

【适应证】糖尿病足（湿热内蕴，瘀血阻络证）。症见：患足麻木、怕冷或灼热、痒、痛，甚至溃烂、坏死。

【临证加减】若寒象明显，舌淡苔白，脉沉迟酌加熟附子 10g、桂枝 10g、黄芪 30g、党参 20g；若血瘀明显，舌紫暗或有瘀斑，脉弦涩酌加鸡血藤 30g、川芎 15g、郁金 15g、桑寄生 30g；若热象明显，舌苔黄或腻，脉滑数酌加金银花 30g、紫草 10g、连翘 10g、黄柏 15g；若虚象明显，舌淡，脉沉细酌加熟地黄 30g、川续断 15g、补骨脂 15g、白术 10g、山药 10g。有溃疡者外用生肌玉红膏。

【疗效】97 例中，临床痊愈 43 例，显著好转 31 例，进步 18 例，无效 5 例临床治愈率 44.3%，总有效率 94.8%。

【来源】张葆现，熊卫红. 四妙勇安汤加减治疗糖尿病足 97 例. 山东中医杂志，2004，23（11）：669

养肝生肌汤

当归 15g　生地 18g　人参 12g　枸杞 12g　川楝子 6g　柴胡 9g
白芍 18g　益母草 15g　鸡血藤 15g　忍冬藤 15g　黄芪 15g　生白术 12g　甘草 9g　三七粉 9g

【用法】每日 1 剂，水煎 2 次，取药汁 450ml，分早中晚 3 次餐后服，15 天为 1 个疗程，一般治疗 1~6 个疗程。如溃疡愈合则以上方做丸再服 4~6 个疗程，如溃疡虽未愈合但肉芽生长良好则续进上方 1~2 个疗程，如无明显变化则停止用药。

【功效】疏肝养肝，益气养血，活血通络，生肌愈溃。

【适应证】糖尿病足（气阴两虚，瘀血阻络证）。症见：足部皮肤凉，颜色紫褐，麻木疼痛，痛有定处，状如针刺，感觉迟钝或消失，足背动脉弱，舌紫暗或有瘀斑，脉沉细而涩。

【疗效】治疗组 30 例, 痊愈 24 例, 显效 2 例, 有效 2 例, 无效 2 例, 总有效率 93%; 治疗后平均 21 天溃疡愈合。

【来源】安峻青. 养肝生肌汤治疗糖尿病足溃疡 30 例疗效观察. 现代中西医结合杂志, 2004, 13 (2): 280

活血通络方

黄芪 30g 当归 地龙 牛膝各 15g 浙贝母 川芎 桃仁 红花各 12g 细辛 黄连 甘草各 6g 穿山甲 4g (冲服) 黄酒 200ml 为引

【用法】每日 1 剂, 水煎 2 次, 取药汁 300ml, 分 2 次服。28 日为一疗程。

【功效】补肝肾, 化痰定痛, 活血通络。

【适应证】糖尿病足 (肝肾阴虚, 痰浊瘀血)。

【疗效】治疗 30 例, 显效 18 例, 有效 10 例, 无效 2 例, 总有效率 93.33%。

【来源】李新献, 彭涛, 杨英武, 等. 活血通络方配合前列地尔治疗糖尿病足临床研究. 河南中医学院学报, 2005, 9 (5): 31

四五消毒饮

当归 15g 生地 30g 赤芍 10g 川芎 10g 金银花 60g 连翘 15g 野菊花 10g 地丁 15g 炮山甲 6g 生甘草 10g

【用法】每日 1 剂, 水煎 2 次, 取药汁 300ml, 分 2 次服。外用如意金黄膏或四黄膏, 同时根据药敏应用抗生素。

【功效】养血活血, 清热解毒。

【适应证】糖尿病足 (气阴两虚, 兼有血瘀)。

【来源】刘明喜. 糖尿病足的中医阶梯疗法. 糖尿病新世界, 2005 (2): 18

龙芪四物汤加减

黄芪 30g　地龙　当归　三七各 12g　赤芍 15g　白芍　川芎各 10g　红花 5g

【用法】每日 1 剂，水煎 2 次，取药汁 300ml，分 2 次服。

【功效】补气养血活血。

【适应证】**糖尿病足（气阴两虚，兼有瘀血证）。**

【疗效】治疗 40 例，显效 16 例，有效 18 例，无效 6 例，总有效率为 85.0%。

【来源】李宏春. 龙芪四物汤加减联合参麦注射液治疗糖尿病足 40 例疗效观察. 新中医，2005，37（11）：24－25

补阳还五汤合丹参饮加减

生黄芪 20g　川芎　红花　桃仁各 12g　丹参　当归　赤芍　延胡索各 15g　炒枳壳 9g　生甘草 5g

【用法】每日 1 剂，水煎 2 次，取药汁 300ml，分 2 次服。

【功效】益气通络，活血散瘀。

【适应证】**糖尿病足（瘀血阻络）。**症见：患肢发凉，麻木不仁，酸楚疼痛，痛有定处，间歇性破行，足部皮肤暗红或青紫，舌质暗、有瘀斑、苔薄白、脉沉细或涩。

【来源】韦巧玲. 史奎钧治疗糖尿病足经验. 浙江中医杂志，2005，40（3）：104－105

阳和汤合当归黄芪汤加减

生黄芪 45g　北沙参　怀山药　当归　炒党参　赤芍各 15g　广地龙　怀牛膝　红花　鹿角胶各 12g　丹参 30g　桂枝 9g

【用法】每日 1 剂，水煎 2 次，取药汁 300ml，分 2 次服。

【功效】温阳通络，托里生肌。

【适应证】**糖尿病足（阳虚毒陷）**。症见：患肢冷痛，夜间尤甚，足部皮肤苍白，触之冰凉，或见足部皮肤溃破流脓，脓汁清稀，疮口经久不愈，舌质淡胖，脉沉迟而细。

【来源】韦巧玲. 史奎钧治疗糖尿病足经验. 浙江中医杂志，2005，40（3）：104 – 105

🪷 四妙勇安汤合仙方活命饮加减

细生地　金银花各 30g　当归　赤芍　炮甲片　天花粉　乳香
没药　连翘　延胡索　玄参各 15g　生甘草 5g

【用法】每日 1 剂，水煎 2 次，取药汁 300ml，分 2 次服。

【功效】滋阴清热，化瘀排毒。

【适应证】**糖尿病足（湿热内蕴）**。症见：肢端坏疽，溃烂，流脓，脓液黄稠，疼痛剧烈，舌质暗红、苔黄腻，脉数。

【来源】韦巧玲. 史奎钧治疗糖尿病足经验. 浙江中医杂志，2005，40（3）：104 – 105

🪷 桃仁红花煎

桃仁 18g　丹参 20g　赤芍 30g　红花 15g　香附 12g　延胡索 15g
当归 20g　川芎 15g　青皮 15g　生地 20g

【用法】每日 1 剂，水煎 2 次，取药汁 300ml，分 2 次服。

【功效】活血化瘀，理气止痛。

【适应证】**糖尿病足（气血痹阻证）**。

【临证加减】热象明显，加金银花 30g、连翘 20g、黄柏 12g、玄参 30g、公英 15g、地丁 15g；气虚明显加黄芪 30g、党参 18g、白术 18g、茯苓 20g；

阳虚明显加桂枝 15g、附子 12g、细辛 3g；血瘀明显加䗪虫 15g、水蛭 15g、蜈蚣 3 条；疼痛剧烈，难以入眠加乳香 12g、没药 12g、米壳 20g、夏天无 15g。有溃烂坏死者外用五黄液（大黄、黄连、黄柏、黄芩各 30g，冰片 5g，泡 500g 酒精）或生肌玉红膏。

【疗效】治疗 130 例，治愈 78 例，显著好转 26 例，进步 20 例，无效 6 例，总有效率为 95.39%。

【来源】李素琴，张宏亮. 桃仁红花煎加减治疗糖尿病足 130 例. 四川中医，2005，23（7）：70－71

消疽 1 号方

黄芪 30g　人参 10g　石斛 10g　玄参 10g　当归 10g　牛膝 10g 丹参 15g　金银花 15g　紫花地丁 15g　连翘 10g　白芍 10g　白花蛇舌草 30g

【用法】每日 1 剂，水煎 2 次，取药汁 300ml，分 2 次服。

【功效】益气养阴，和营解毒。

【适应证】**糖尿病足坏疽（气阴两虚）**。症见：患足暗红肿胀，疼痛剧烈，干枯焦黑，溃破腐烂，疮流血水，肌腱坏死则脓水剧臭。伴高热烦躁，寒战，口渴汗出，心悸气短，大便秘结，舌红苔剥，脉弦细。

【临证加减】兼瘀阻脉道者加蜈蚣、全蝎、䗪虫、水蛭、穿山甲等虫类药物。若出现壮热不退，神昏谵语者加安宫牛黄丸或紫雪丹。

【来源】张健. 张庚扬教授中西医结合治疗糖尿病足坏疽经验. 天津中医药，2005，22（4）：279－280

消疽 2 号方

知母 10g　玄参 10g　黄芩 10g　萆薢 15g　桃仁 10g　红花 6g　当归 10g　牛膝 10g　赤芍 10g　白芍 10g　金银花 15g　白花蛇舌草 30g

连翘 10g　紫花地丁 15g　甘草 6g

【用法】每日 1 剂，水煎 2 次，取药汁 300ml，分 2 次服。

【功效】清热利湿，和营解毒。

【适应证】**糖尿病足坏疽（湿热毒盛）**。症见：患足紫红肿胀，足趾坏疽溃烂，迅速向四周扩散，疮色灰黑，脓为污浊秽水，腥臭难闻，疼痛剧烈，伴壮热口渴，烦躁，便秘溲赤，舌红苔黄腻，脉滑数。

【临证加减】兼瘀阻脉道者加蜈蚣、全蝎、䗪虫、水蛭、穿山甲等虫类药物。若出现壮热不退，神昏谵语者加安宫牛黄丸或紫雪丹。

【来源】张健. 张庚扬教授中西医结合治疗糖尿病足坏疽经验. 天津中医药，2005，22（4）：279－280

🪷 消疽 3 号方

　　黄芪 30g　当归 10g　川芎 10g　赤芍 10g　白芍 10g　生地 12g
皂角刺 10g　党参 10g　白术 10g　茯苓 15g　肉桂 6g　白花蛇舌草 30g
紫花地丁 15g　金银花 15g　连翘 10g　甘草 6g

【用法】每日 1 剂，水 300ml，分两次温服。

【功效】补益气血，和营解毒。

【适应证】**糖尿病足坏疽（气血两虚）**。症见：患足疼痛肌肉萎缩，皮肤干燥或水肿，坏疽溃烂，疮色棕灰脓似粉浆污水，气味恶臭，脓腐难脱，肉芽淡红，久不敛口，伴发热寒战，面黄肌瘦，不思饮食，神疲乏力，心悸气短，自汗，溲清便溏，舌淡有齿痕，苔腻，脉沉细无力。

【临证加减】兼瘀阻脉道者加蜈蚣、全蝎、䗪虫、水蛭、穿山甲等虫类药物。若出现壮热不退，神昏谵语者加安宫牛黄丸或紫雪丹。

【来源】张健. 张庚扬教授中西医结合治疗糖尿病足坏疽经验. 天津中医药，2005，22（4）：279－280

托里化瘀生肌汤

黄芪 30g　玄参 30g　当归 15g　川芎 10g，桃仁 15g　红花 12g
牛膝 12g　鸡血藤 30g　三七 3g　血竭 10g　香附 15g　乳香 10g　没药
10g

【用法】每日 1 剂，水煎 2 次，取药汁 300ml，分 2 次服。1 个月为一疗程，可根据病情连续使用 2～3 个疗程。

【功效】益气养阴，活血化瘀，清热解毒，祛腐生肌。

【适应证】**糖尿病足（气阴两虚，兼有血瘀）。**

【疗效】34 例患者经过 2～3 个疗程治疗后，治愈 8 例，好转 23 例，无效 3 例，总有效率 91.1%。

【来源】王连旗. 中西医结合治疗糖尿病足 34 例. 吉林中医药，2005，25（5）：32－35

托里消毒散

金银花 10～20g　黄芪 10～30g　紫花地丁　川芎　赤芍　天花粉
生地黄　麦冬　白芷　玄参　川牛膝　黄柏各 10g　皂角刺 6～10g

【用法】每日 1 剂，水煎 2 次，取药汁 300ml，分 2 次服。

【功效】补益气血，脱毒消肿。

【适应证】**糖尿病足（气阴两虚，兼有血瘀）。**

【疗效】治疗 37 例，痊愈 35 例，有效 2 例，总有效率 94.59%。

【来源】张志明. 中西医结合治疗糖尿病足临床观察. 中国中医急症，2005，14（11）：1060－1061

解毒利湿活血汤

银花 15g　连翘 10g　蒲公英 15g　黄芩 10g　红花 10g　赤芍 10g

牛膝 10g　黄柏 10g　当归 10g　丹参 15g　茯苓 15g　泽泻 10g

【用法】每日 1 剂，水煎 2 次，取药汁 300ml，分 2 次服。

【功效】清热解毒利湿，活血化瘀。

【适应证】糖尿病足湿性坏疽（热毒内盛，湿瘀阻滞证）。

【临证加减】烦渴甚者加知母、生地、天花粉；疼痛甚者加延胡索；病久不愈合者加黄芪。

【疗效】治疗 38 例，显效 29 例，有效 7 例，无效 2 例，总有效率 95%。

【来源】徐胜珍. 中西医结合治疗糖尿病足湿性坏疽 38 例. 光明中医，2005，20（4）：43－44

🪷 四妙勇安汤合玉女煎加味

　　生地 24g　金银花 30g　知母 20g　石膏 20g　牛膝 20g　玄参 20g　当归 20g　乳香 15g　没药 15g　川芎 15g　紫花地丁 20g

【用法】每日 1 剂，水煎 2 次，取药汁 300ml，分 2 次服。

【功效】养阴解毒，活血止痛。

【适应证】糖尿病足（阴虚毒盛挟瘀证）。症见：患肢灼痛，昼轻夜重，局部红肿发热，脓液黏稠恶臭、神疲、口渴喜冷饮、烦躁不安、大便秘结、舌质暗红或绛红，舌苔薄黄或灰黑，脉弦数或洪数。

【来源】张金玉，高水莲. 中药内服与外洗治疗糖尿病足 50 例. 实用医技杂志，2005，12（11）：3366

🪷 桃红四物汤合济生肾汤

　　制附子 6g　桂枝 9g　牛膝 9g　泽泻 10g　丹皮 10g　茯苓 10g　川芎 10g　赤芍 10g　车前子 15g　熟地 15g　山萸肉 15g　桃仁 15g　红花 9g　当归 15g

【用法】每日 1 剂，水煎 2 次，取药汁 300ml，分 2 次服。

【功效】阴阳双补，活血化瘀。

【适应证】**糖尿病足（阴阳两虚挟瘀）**。症见：皮肤发凉、肤色苍白、患肢冷痛、水肿、疮口脓汁清稀、经久不愈、形寒喜温、神疲乏力、舌淡、体胖、苔薄白、脉数无力。

【来源】张金玉，高水莲. 中药内服与外洗治疗糖尿病足 50 例. 实用医技杂志，2005，12（11）：3366

❀ 参苓白术散加减

党参 15g　茯苓 12g　山药 20g　薏苡仁 30g　砂仁 10g　白扁豆 12g　陈皮 10g　川芎 10g　丝瓜络 15g　牛膝 12g

【用法】每日 1 剂，水煎 2 次，取药汁 300ml，分 2 次服。

配合外治法：局部红肿未形成脓、肢体麻木、发凉，属脉络寒凝者用附子 10g，当归 15g，威灵仙 15g，桑枝 30g，干姜 15g，红花 10g，每日 1 剂，于晚上煎汤趁热外洗患肢；若肢体红肿热痛，属脉络热毒型者用黄连 10g，黄柏 10g，紫花地丁 10g，金银花 30g，红花 10g，蒲公英 30g，煎汤洗患处，或用如意金黄散加麻油调敷患处；成脓者，应及时切开，充分引流，当疮面较大，坏死组织难以脱落者，可用"蚕食"方式清除坏死组织及腐骨。

【功效】健脾化湿，化瘀止痛。

【适应证】**糖尿病足（脾虚络阻型）**。症见：神疲乏力，面色萎黄，肢体麻木，肌肉萎缩无力，温热觉及痛觉障碍或消失，苔薄腻，脉细滑。

【来源】董翠珍，金智生. 中西医结合治疗糖尿病足 47 例. 长春中医药大学学报，2009，25（1）：93 - 94

❀ 解毒活血汤

金银花 30g　玄参 20　紫花地丁 15g　赤芍 10g　牡丹皮 10g　地龙 12g　生地黄 20g　白芷 12g

【用法】上药煎煮浓缩，取药液 200ml，每日 1 剂。

【功效】清热解毒，活血止痛。

【适应证】糖尿病足（热毒炽盛型）。症见：下肢皮肤暗红，渐变为紫黑色，肉枯筋萎，伴发热、口渴、喜凉饮、尿黄赤，舌质暗红或红绛、舌苔薄黄或灰黑，脉洪数。

【来源】董翠珍，金智生. 中西医结合治疗糖尿病足 47 例. 长春中医药大学学报，2009，25（1）：93 - 94

四妙勇安汤加味

金银花 30g　玄参 30g　当归 18g　黄芪 24g　地龙 12g　鸡血藤 18g　丹参 15g　泽泻 12g　牛膝 12g　生地黄 30g　甘草 12g

【用法】每日 1 剂，水煎 2 次，取药汁 300ml，分 2 次服。

【功效】清热解毒，活血止痛。

【适应证】糖尿病足（热毒炽盛证）。

【临证加减】热毒盛者加蒲公英、连翘；夹痰者加瓜蒌、浙贝母；痛甚者加延胡索、血竭；肢体肿胀加防己、车前草；兼胸痹者加石菖蒲、郁金；兼肝阳上亢加天麻、钩藤。

【来源】李刚，吴连峰，王薇. 中西医结合治疗重症糖尿病足临床观察. 中国中医急症，2009，18（7）：1070 - 1071

（二）外 用 方

坏疽熏洗方

丹参　当归　川芎　桂枝各 20g　附子　赤芍　白芍各 15g　鸡血藤 30g

【用法】每日 1 剂，将药物加水 1000ml，煮沸 10 ~ 15 分钟后，将药液倒入盆内，趁热将患处先熏 20 分钟左右，等药液温度降至 45℃ 后，将患肢浸泡到药液中擦洗。如此每天熏洗 2 次，1 周为一疗程。注意室内保温、避风以防患肢受凉；熏洗时药液不可过热，以免烫伤皮肤；如有包扎者，应揭去敷料后熏洗，完毕后更换消毒无菌敷料，重新包扎好。

【功效】清热解毒，化瘀止痛。

【适应证】**糖尿病足（热毒瘀滞证）**。症见：局部感染、溃烂、红肿热痛。

【疗效】熏洗 1 周后，红肿逐渐消退，疼痛减轻，并生长出新的肉芽组织，2 周后痊愈。

【来源】李秀娟. 坏疽熏洗方治疗糖尿病坏疽. 浙江中医杂志，2000，35（3）：103

黄连油纱

　　黄连　食油

【用法】先将食油倒入锅内加热至八成热，然后加入适量的黄连，以油浸过黄连为限，文火煎至黄连表面呈焦炭样，停火，沥去黄连，以清洁纱布反复过滤，直至澄清无杂质为止。将熬好的黄连油与凡士林膏在环境温度较低时以 3:2、正常环境温度时以 1:1 放入容器内搅拌均匀。然后将黄连油膏涂于纱条上，送供应室高压灭菌备用。每日换药（后期可隔日换药 1 次），直至痊愈。

【功效】活血化瘀，补血生肌，降血脂，扩张微血管。

【适应证】**糖尿病足（热毒证）**。症见：肢体末端疼痛、渗出、感染、溃疡、坏疽为主要临床表现，多发于下肢、足底和足跟部。

【疗效】53 例糖尿病足，经采用黄连油纱治疗，总有效率为 100%，治愈时间最长的 32 天，最短的 7 天，平均治愈时间 12.5 天。

【来源】张来凤. 黄连油纱治疗糖尿病足效果观察. 山西护理杂志，2000，14（1）：19

消创液

黄芪 30g　当归 15g　葛根 21g　知母 12g　天花粉 20g　桑白皮 15g　川续断 20g　生地黄 20g　麦冬 30g　山药 20g　水蛭 6g　牡丹皮 9g

【用法】早期均在无菌操作下用过氧化氢和生理盐水清洗创面,剪除坏死组织,用新洁尔灭溶液清洗创面,消毒纱布沾干,用消创液喷涂剂喷于创面,然后将单层纱布蘸消创液后贴敷创面,再覆盖单层油纱后包扎。后期用新洁尔灭溶液清创,消创液喷敷创面换药,换药间隔时间视创面分泌物多少而定,如分泌物多,每日 1~2 次,分泌物少,2~3 日换药 1 次。

【功效】清热解毒,活血化瘀,祛腐生肌。

【适应证】糖尿病足(热盛肉腐证)。症见:下肢发凉、疼痛、麻木、红肿、破溃或窦道反复流脓水、长期不愈。

【临证加减】局部红肿加金银花、野菊花、紫花地丁、连翘、黄芩,肢体肿硬、屈伸不利加穿山甲、皂角刺,畏寒肢冷、疼痛、流脓清稀加肉桂、附子、鹿角胶,低热盗汗加地骨皮、鳖甲。

【疗效】36 例中,治愈 34 例,显效 1 例,无效 1 例,总有效率 97%。

【来源】姚奕,王涛,孟庆娟,等. 消创液为主外敷治疗糖尿病足 36 例. 山东中医药杂志,2000,19(9):553-554

消疽液

乳香 6g　没药 6g　血竭 6g　儿茶 12g　当归 5g　红花 22g　川芎 12g　双花 40g　连翘 15g　白芷 12g　芒硝 30g

【用法】加水 2500ml,煎至 500ml 放置于耐高温瓶内,高压消毒备用,用无菌沙布浸消疽液覆盖溃疡面及填充窦道,每天 1 次,1 个月为一疗程。

【功效】活血化瘀,软坚散结,疏通微循环,祛腐生肌。

【适应证】糖尿病足(气滞血瘀证)。症见:下肢发凉、色暗、疼痛、麻木、破溃或窦道反复流脓水、长期不愈。

【疗效】2个疗程判断疗效。治疗30例，显效9例，有效15例，无效6例，有效率80%。

【来源】夏祥敏，张继武，程金凤. 中西医结合治疗溃疡及坏疽型糖尿病足30例. 现代中西医结合杂志，2000，9（8）：706

陈氏疮疡膏

　　冰片200g　蜂蜡200g　琥珀100g　麻油500g

【用法】将麻油放入铁锅内加热，依次加入蜂蜡、冰片等药物，待蜂蜡、冰片都熔化后，离火过滤，去掉药渣，将熬好的药膏放入干净桶内，加盖防止冰片挥发，待冷却到桶边有凝蜡出现时，加入琥珀细末，搅拌均匀，直至凝固，即膏成。将药膏装盒，进行辐照消毒。

　　使用方法：先对疮面清创，用3%的双氧水、生理盐水清洗，用无菌纱布吸干水分，将药膏涂在双层无菌网眼纱布上，约为1~1.5mm厚（以看不见网眼为准）。宽度超创面边缘1cm，将涂有药膏的纱布敷在疮面上，外覆无菌纱布包扎。换药1次/天（后期可隔天换药1次）。当创面出现新生上皮时，动作要轻柔，勿使损伤。

【功效】清热解毒，活血化瘀，消肿止痛，敛疮生肌，防止瘢痕增生。

【适应证】**糖尿病足（瘀热证）**。症见：患处暗红肿痛，溃烂、流脓。

【疗效】本组37例全部治愈，治疗时间30~90天，平均58.6天，创面无疤痕，11例随访1年无复发。

【来源】陈勇. 陈氏疮疡膏治疗糖尿病足坏疽37例. 中国中西医结合外科杂志，2002，8（4）：302

溃疡散

　　三七粉30g　冰片30g　琥珀20g　麝香1.5g　珍珠粉6g　铅丹6g

　　玄明粉20g

　　【用法】敷药时须遵循从远及近，由软到韧，先易后难的原则。将溃疡散均匀地撒在溃疡处，以严实地遮盖溃疡为宜，厚约2mm，不宜太厚，包扎固定，每周换药1次，严重者5天换药1次。

　　【功效】活血祛瘀，通络止痛。

　　【适应证】**糖尿病足（脉络瘀阻证）**。症见：疮疡溃后，肿硬疼痛，色红较淡或不红或青紫。

　　【疗效】治疗时间1～12个月，平均8个月。治疗糖尿病足患者360例，治愈216例，好转119例，无效25例，总有效率93.1%。

　　【来源】司新会，时德舟，石玉荣. 外敷溃疡散治疗糖尿病足360例临床观察. 临床医学，2003，23（9）：59

外用消疽膏

　　苏木　赤芍　独活　僵蚕　檀香　白芷　血竭　白鲜皮（2：2：1：1：1：1：1：1）

　　【用法】上药共研极细粉末，过180目筛，用医用凡士林、天立牌独流老醋1：0.1比例混合基质制成含量为50%的深褐色软膏。

　　【功效】行血散瘀，拔毒生肌。

　　【适应证】**糖尿病足（脉络瘀阻，蕴毒成脓证）**。症见：疮疡溃烂，肿硬疼痛，色红较淡或不红或青紫。

　　【疗效】治疗68例，疗效显著。

　　【来源】郭彩云. 外用消疽膏治疗糖尿病足Ⅱ级坏疽68例临床研究. 新中医，2003，35（10）：32－33

黄芦膏

　　生大黄　黄柏　生黄芪　金银花各20g　丹参　当归各10g

【用法】混合均匀，共研细末，过100目筛后高压灭菌备用，使用时将新鲜芦荟汁洗净去皮，捣烂取汁，将药末调和成糊状，敷于患处后以凡士林油纱覆盖包扎，每日1次。

【功效】益气活血通络，清热解毒。

【适应证】**糖尿病足（气虚血瘀，热毒蕴结证）**。症见：患足紫红肿胀，足趾坏疽溃烂，疼痛。

【疗效】治疗糖尿病足31例，痊愈28例，好转2例，无效1例，总有效率96.77%。

【来源】于福源，王媛媛，鞠建东. 黄芦膏外涂治疗糖尿病足溃疡31例. 中医外治杂志，2003，12（3）：7

消肿生肌汤

生附子　桂枝各50g　生黄芪　紫丹参　忍冬藤各100g　乳香　没药各20g

【用法】每日1剂，水煎2次，取药汁约3000ml，用温开水将患足冲洗干净，浸泡在盛有药液的水桶里，浸泡至膝部，药液温度保持在48℃～50℃，每次浸泡30分钟，每次浸泡完毕使患足自然晾干，15天为1个疗程。

【功效】宣散风热，消肿生肌。

【适应证】**糖尿病足（热毒蕴结证）**。症见：患足紫红肿胀，怕冷，足趾坏疽溃烂，疮色灰黑，疼痛剧烈。

【疗效】治疗133例，总有效率92%。

【来源】赵唯，谷芳馥，张一杰. 中药泡足治疗糖尿病足133例. 临床军医杂志，2003，31（4）：49

肤愈散

大黄50g　络石藤30g　地骨皮60g　制炉甘石20g　当归50g　黄

连 50g　珍珠粉 10g　白芷 30g　冰片 15g

【用法】上药烘干，研细末，过 80 目筛，混合后紫外线消毒，装瓶备用。Ⅰ度溃疡生理盐水冲洗后用胰岛素、庆大霉素涂于创面，将肤愈散均匀敷于患处，消毒纱布绷带包扎固定，隔日换药 1 次；Ⅱ度溃疡行清创除去坏死组织后，双黄连冲洗（双黄连粉针 600mg×4 支溶解于 250ml 生理盐水中），创面上用庆大霉素、胰岛素均匀喷洒，用肤愈散均匀敷于患处，消毒纱布绷带包扎固定，每日换药 1 次；Ⅲ度溃疡行清创除去坏死组织后，用灭滴灵冲洗，予盐水纱条（生理盐水浸泡）引流，肤愈散敷于溃疡面上，消毒纱布绷带包扎固定，每日换药 2 次。

【功效】活血化瘀，改善局部血液循环，收敛伤口，化腐消肿生肌。

【适应证】糖尿病足（瘀血阻络证）。

【临证加减】若渗出液多且黄浊加黄柏 25g、青黛 25g；渗出液少且清稀加枯矾 15g；Ⅲ度溃疡加乳香、没药各 20g。

【疗效】治疗 36 例，痊愈 20 例，占 55.56%；显效 7 例，占 19.44%；有效 5 例，占 13.89%；无效 4 例，占 11.11%。总有效率 88.89%。

【来源】曹永泉. 自拟效方肤愈散外敷治疗糖尿病足. 中医外治杂志，2003，12（2）：19

🪷 中药油纱

大黄 141g　川芎　白芷各 94g

【用法】清除杂质后，置于植物油 1500ml 内浸泡（冬季泡 7 天，春秋季泡 4 天，夏季泡 2 天），武火煎沸，随之改为文火，至白芷颜色变黑或成渣时熄火冷却，去渣留油。取大小适当的纱布放入带盖的不锈钢盒中，用药油均匀淋之，高压灭菌后备用。一般隔日换药 1 次，重度感染者每日换药 1 次，直至愈合。

【功效】行气活血，祛瘀通络。

【适应证】糖尿病足（气滞血瘀证）。症见：足部皮肤凉，颜色紫褐，溃烂，麻木疼痛，痛有定处，状如针刺，感觉迟钝或消失，足背动脉弱，舌紫暗或有瘀斑，脉沉细而涩。

【疗效】治疗 30 例，外敷 14～87 天后，全部愈合。

【来源】祝丽波，胡志花，赵炳臻. 中药油纱治疗糖尿病足. 中国中医急症，2004，13（6）：363

🪷 三黄纱

黄连 15g　黄柏 15g　姜黄 15g　当归 15g　生地 30g　黄蜡 30g　麻油 500g　纱条 100g

【用法】先将麻油倒入锅内加热至八成热，然后加入黄连、黄柏、姜黄、当归、生地，文火煎至上述药物表面呈焦炭样，停火过滤去渣，加黄蜡溶化，待凉后入纱条，消毒以备用。

换药方法：将糖尿病足清疮后，三黄纱条直接覆盖于疮面上，以敷料盖贴固定，换药一日 1 次。

【功效】清热燥湿，泄火解毒。

【适应证】**糖尿病足（湿热内蕴证）**。症见：足部溃烂，创面化脓，经久不愈，红肿热痛，舌质红，苔黄厚腻，脉弦涩。

【疗效】伤口完全愈合 98 例，糖尿病足疮面已控制伤口缩小 16 例，无效、症状无改善或加重 2 例。

【来源】张雅兰，卜彤文，段旭东，等. 三黄纱治疗糖尿病足. 中国临床康复，2004，8（33）：7351

🪷 拂痛外洗方

生川乌 12g　吴茱萸　艾叶　海桐皮各 15g　细辛 5g　川红花　当归尾　荆芥各 6g　续断　独活　羌活　防风各 10g　生葱 4 根（去根须洗净，切碎）　米酒　米醋各 30ml

【用法】将药煎取 2000ml，分为 2 次外洗，每次 1000ml，药液不重复使用。糖尿病足 0 级，无开放性创口者，可将患肢放入约 40℃ 药液中浸洗，据病情可浸洗至踝关节或膝关节以上。浸洗时如温度下降，可随时加温，使药液保持适宜温度。有开放性创口者应避开创口，用 7~8 层无菌纱布或数层干净软纱布，蘸药液趁热贴敷在患处，注意水温避免烫伤。同时，取一块纱布不断蘸取药液淋渍在患处，使患处纱布保持湿润和温度，每日 1 次，持续淋渍热敷 20 分钟，30 天为 1 个疗程。

【功效】温经散寒，养血通经。

【适应证】**糖尿病足（寒湿痹阻，瘀血阻络证）**。症见：足部皮肤凉，颜色紫褐，麻木疼痛，痛有定处，状如针刺，感觉迟钝或消失，足背动脉弱，舌紫暗或有瘀斑，脉沉细而涩。

【疗效】治疗 56 例，治愈率 69.6%。

【来源】贾晓林，刘晨峰，蔡文就. 拂痛外洗方治疗糖尿病足 56 例疗效观察. 新中医，2004，36（11）：44－45

🪷 补气活血汤

黄芪 50g　当归 30g　牛膝 30g　白芍 30g　红花 20g　苏木 20g
桂枝 30g　丹参 30g　参三七 20g

【用法】煎汤 2000ml 连同草药一起装入高于 30cm 的塑料桶内泡足 20~30 分钟，温水浸过踝关节以上 10cm 左右，每日 2 次，桶口用毛巾覆盖防热量散发，水温保持在 38℃~40℃ 为宜，温度降低时可逐渐加开水至 4000ml，14 天为 1 个疗程，共 2 个疗程。

【功效】补气养血，温经通络，化瘀止痛。

【适应证】**0 级糖尿病足（阴阳俱虚，气滞血瘀）**。症见：患者皮肤完整，无开放性病灶，经临床诊断均有趾端病变，表现为趾端供血不足，皮肤发凉，轻度紫褐色，有麻木或刺痛感，伴有感觉迟钝或丧。

【来源】杨爱仙，汤友凤，何丽亚. 补气活血汤泡足干预 0 级糖尿病足恶化的疗效

评价. 解放军护理杂志，2005，22（8）：12－13

🪷 复方蜂胶液

蜂胶 50g 血竭 20g

【用法】蜂胶 50g、血竭 20g，溶于 75% 的酒精 450ml 中，每日振摇 1～2 次，7 天后用纱布过滤，过滤液为备用液。局部清创后，用复方蜂胶液纱布外敷溃疡面，每天换药 1 次。

【功效】散瘀定痛，止血，生肌敛疮。

【适应证】**糖尿病足（气滞血瘀）。**

【疗效】经过上述治疗后，患肢创面血液循环逐渐好转，麻木疼痛减轻，肉芽组织开始生长，肿胀和渗出减轻。6 例无感染创面经 26～40 天治疗溃疡面完全愈合，5 例感染创面经 35～63 天治疗全部愈合，平均愈合天数 43 天。

【来源】刘洪昌，刘明辉. 复方蜂胶液治疗糖尿病足 11 例. 中国交通医学杂志，2005，19（5）：484

🪷 三黄地榆酒

黄连 黄芪 黄柏各 5g 地榆 10g 75% 酒精 500ml

【用法】四药加入 75% 酒精 500ml，浸泡 24 小时后，用棉签蘸药液均匀涂抹于创面并略大于创面，每日 1～2 次。有水疱者应避免切开，无菌操作下抽出液体，作细菌培养及药物敏感试验，水疱干枯后形成痂皮，自然脱落；合并感染者，先用双氧水及生理盐水清洗干净，有脓肿形成给予切开引流，有坏死组织进行局部清创，除去坏死组织，溃疡较深的用无菌纱布包扎。

【功效】清热燥湿，泻火解毒，排脓，敛疮生肌，补气固表。

【适应证】**糖尿病足（气阴两虚，湿热蕴结，兼有瘀血）。**

【疗效】治疗 42 例，显效 30 例（71.4%），有效 8 例（19.1%），无效 4 例（9.5%）。

【来源】王涛，刘迎梅，丁学兵，等. 简易中药治疗糖尿病足 42 例临床分析. 中国厂矿医学，2005，18（5）：463－464

活血散寒洗剂

川桂枝　川乌　草乌　川椒　北细辛　制乳香　制没药各 10g
皂角刺　红花各 20g

【用法】加水煎成 500ml 药液浸泡，每日 2 次，每次 30 分钟。

【功效】活血散寒解毒。

【适应证】**糖尿病足，下肢无破溃流脓者（气滞血瘀，痰湿瘀阻）**。症见：肢体麻木，肤色暗红或青紫，局部刺痛，或疮口结黑痂者。

【来源】韦巧玲. 史奎钧治疗糖尿病足经验. 浙江中医杂志，2005，40（3）：104－105

清热解毒洗剂

银花　忍冬藤　玄参　生地　川牛膝　苦参各 30g

【用法】加水煎汁 500ml，熏洗，每日 2 次，每次 30 分钟。

【功效】养阴，清热，解毒。

【适应证】**糖尿病足（阴虚燥热，兼有瘀血）**。症见：局部红、肿、热、痛。

【来源】韦巧玲. 史奎钧治疗糖尿病足经验. 浙江中医杂志，2005，40（3）：104－105

桉地清洗剂

大叶桉叶　银花　紫花地丁　蒲公英各 50g　延胡索 20g　丹皮赤芍各 15g

【用法】加水煎药汁 500ml，清洗创面。

【功效】清热解毒。

【适应证】**糖尿病足局部溃破者（阴虚，湿热蕴毒）**。症见：疮口大量流脓，气味恶臭，疼痛剧烈。

【来源】韦巧玲. 史奎钧治疗糖尿病足经验. 浙江中医杂志，2005，40（3）：104－105

活血祛风散寒浸液

透骨草20g　威灵仙20g　伸筋草20g　红花10g　鸡血藤30g　桂枝10g　桑枝15g　丹参20g　肉桂10g

【用法】先将药加水浸泡分钟，煮沸后再煮10分钟，待药液温度降至35℃~40℃时开始泡足，浸中逐渐加入热水，使水温维持在40℃左右，水面在踝关节10cm以上，最好至足三里穴，每次浸泡20分钟，每天1次，4周为一疗程。

【功效】活血舒筋，温筋通络，祛风散寒止痛。

【适应证】糖尿病足（寒凝血瘀）。

【疗效】治疗80例，显效29例，有效42例，无效9例，总有效率88.75%。

【来源】叶红萍，曾桂珍，邱仁斌. 糖尿病中药足疗的观察及护理. 齐齐哈尔医学院学报，2005，26（12）：1484－1485

消疽膏

苏木　赤芍　独活　僵蚕　檀香　白芷　血竭　白鲜皮（2:2:1:1:1:1:1:1）

【用法】干性坏疽用络合碘及75%酒精常规消毒，手术切除坏死部分，手术面选择正常组织与坏死组织之间，尔后逐步清除坏死组织；湿性坏疽：对于已形成大的脓腔者，根据具体情况选择不同的切口方式，清除坏死组织，彻底暴露伤口。在此基础上，外用中药消疽膏。

【功效】行血散瘀，祛腐生新。

【适应证】糖尿病足Ⅱ级坏疽（气滞血瘀）。

【疗效】治疗 68 例，痊愈 26 例，显效 20 例，有效 16 例，无效 6 例，总有效率为 91.18%。

【来源】郭彩云. 外用消疽膏治疗糖尿病足Ⅱ级坏疽. 中国医药报，2005，(5)：28

🪷 仙人掌敷剂

新鲜仙人掌 30g（去皮刺后捣烂用）

【用法】创面用双氧水和生理盐水清洁，清除坏死组织及脓性分泌物。每次采用新鲜仙人掌 30g 捣烂外敷，用无菌纱布包扎，勿使足部受压，抬高患肢。1 天换药 2～3 次，4 周为一疗程，连用 1～3 个疗程。

【功效】消肿解毒。

【适应证】糖尿病足感染溃烂（气血凝滞，脉络瘀阻）。

【疗效】治疗 1 个疗程后，痊愈 4 例，显效 6 例，有效 7 例；治疗 2 个疗程后，痊愈 10 例，显效 2 例，有效 1 例；治疗 3 个疗程后，全部治愈。

【来源】张书强，于建红. 仙人掌治疗糖尿病足感染溃烂 17 例. 中医外治杂志，2005，14（4）：30

🪷 中药浸剂

黄柏 30g　大黄 30g　白芷 15g　乳香 15g　没药 15g　红花 10g　血竭 10g　连翘 10g

【用法】加水 2000ml 煎药液至 1500ml 过滤备用。清创处理 24 小时后，将患肢浸泡在 37℃～38℃ 的中药煎剂中，30 分钟后拿出自然晾干，每日浸泡 1 次。

【功效】舒筋活血，消肿散瘀。

【适应证】糖尿病足（瘀血阻滞经脉）。

【来源】王英，栾淑青，任峥. 中药浸剂治疗糖尿病足的体会. 中医药信息，2005，(5)：58

二乌二骨浸泡液

制川乌　制草乌各10g　桂枝30g　黄芪30g　威灵仙30g　干姜15g　寻骨草30g　透骨草30g　红花5g　路路通30g　牛膝30g　蜈蚣1条

【用法】每日1剂煎煮成5000ml药液，置于H_2型足浴机中，测试水温再将患者双足浸浴于药液中至足踝部以上，开启足浴机，指导患者在足浴机中使用按摩器按摩足底反射区，浸泡30分钟，每日1次。

【功效】补气祛风除湿，温经活血通络。

【适应证】糖尿病足（阴阳俱虚、经络虚涩证）。

【疗效】治疗组50例，有效40例，无效10例，总有效率80%。

【来源】施斌，熊慧萍，雷蕾. 中药足浴治疗糖尿病足疗效的观察. 中国老年保健医学，2009，7（6）：25

渴疽洗方

大黄　乌梅　五倍子各30g

【用法】以3L水煎至1.5L，取汁，先熏后浸泡患足，每次浸泡20～30分钟。需严格控制外洗溶液的温度，控制在40℃～45℃。中药足浴后行局部换药：双氧水、生理盐水外洗后，适当剪除部分坏死组织后包扎创面，每天1次。

【功效】活血祛瘀与清热解毒。

【适应证】糖尿病足（热瘀证）。症见：足局部有红肿热痛、喜凉怕热。

【疗效】治疗60例，治愈37例，好转18例，无效5例，总有效率91.7%。

【来源】王建春，刘明，林鸿国，等. 渴疽洗方足浴治疗糖尿病足筋疽型60例疗效观察. 广州中医药大学学报，2009，26（4）：343－346

紫荆皮散

炒紫荆皮 100g　赤芍 60g　白芷 30g　石菖蒲 50g　金银花 30g

【用法】上药研成细末备用。取葱白 500g，加水煮烂。取适量药末与葱白汁混匀，涂于纱布上，外敷患处，包扎，勿使患处受压，抬高患肢。4～5 次/天，4 周为 1 个疗程，连用 1～3 个疗程。

【功效】清热解毒。

【适应证】**糖尿病足（热毒炽盛证）**。症见：创口大量流脓，气味恶臭，疼痛剧烈。

【疗效】治疗 34 例患者中，经过治疗 1 个疗程后治愈 10 例，显效 14 例，有效 10 例；治疗 2 个疗程后，治愈 18 例，显效 10 例，有效 6 例；治疗 3 个疗程后治愈 32 例，显效 2 例。

【来源】马静敏，葛宝荣，于秀辰. 糖尿病足中医外治法. 中国临床医生，2010，38（6）：23

黄柏白及外洗汤

黄柏 30g　白及 20g　苦参　忍冬藤　生地榆　连翘　蒲公英各 15g

【用法】煎药机煎制。滤净中药渣，防止对疮面的再损伤。药量 1000～1500ml，温度 38℃～40℃，药液没过双足，浸泡 20～30 分钟。完毕，清除坏死组织，再以浸湿药液的纱布（以不滴水为好），湿敷疮面，保持其湿润。

【功效】祛腐生肌，排毒，消炎。

【适应证】**糖尿病足（湿热蕴结，兼有血瘀）**。

【疗效】治疗 25 例，临床治愈 12 例，显效 8 例，有效 3 例，无效 2 例，总有效率 92%。

【来源】张润玲，王琴，张贺. 中药外洗治疗辅助治疗糖尿病足 25 例. 陕西中医，2005，26（10）：1054－1055

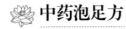 **中药泡足方**

黄芪　当归　赤石脂　白芷　地榆各30g

【用法】每天煎熬后温汤泡足45分钟后再局部清创，无菌纱布包扎。

【功效】活血化瘀，益气生肌，解毒敛疮。

【适应证】**糖尿病足（气血阴阳亏虚、瘀血阻络）**。症见：患足疼痛肌肉萎缩，皮肤干燥或浮肿，坏疽溃烂，疮色棕灰脓似粉浆污水，气味恶臭，脓腐难脱，肉芽淡红，久不敛口，伴发热寒战，面黄肌瘦，不思饮食，神疲乏力，心悸气短，自汗，溲清便溏，舌淡有齿痕，苔腻，脉沉细无力。

【疗效】观察组64例，显效41例（64.06%），有效19例（31.67%），无效4例（6.25%），总有效率93.75%。

【来源】曹长峰. 中药泡足方联合西药治疗糖尿病足的临床研究. 中国医药科学，2015，5（5）：77－79